U0384426

LAONIANREN
JIATING HULI
100 WEN

老年人
家庭护理

100 问

主　编　邱　波

副主编　杨学文

编　辑　陈剑锋　彭　锦
　　　　李　霞　刘　洋

四川大学出版社

责任编辑:梁　胜
责任校对:陈　静
封面设计:墨创文化
责任印制:王　炜

图书在版编目(CIP)数据

老年人家庭护理 100 问 / 邱波主编. —成都:四川
大学出版社,2017.9
　ISBN 978－7－5690－1196－8

　Ⅰ.①老…　Ⅱ.①邱…　Ⅲ.①老年人－家庭－护理－
问题解答　Ⅳ.①R473.2-44

　中国版本图书馆 CIP 数据核字(2017)第 235356 号

书　名	老年人家庭护理 100 问	
主　　编	邱　波	
出　　版	四川大学出版社	
地　　址	成都市一环路南一段 24 号 (610065)	
发　　行	四川大学出版社	
书　　号	ISBN 978－7－5690－1196－8	
印　　刷	郫县犀浦印刷厂	
成品尺寸	140 mm×210 mm	
印　　张	4.75	
字　　数	88 千字	
版　　次	2017 年 12 月第 1 版	
印　　次	2017 年 12 月第 1 次印刷	
定　　价	20.00 元	

◆读者邮购本书,请与本社发行科联系。
　电话:(028)85408408/(028)85401670/
　(028)85408023　邮政编码:610065
◆本社图书如有印装质量问题,请
　寄回出版社调换。
◆网址:http://www.scupress.net

 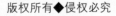

❧ 序言 ❧

21世纪是人类追求健康的世纪。随着人们生活水平不断提高，人民群众的健康意识和健康需求也越来越高。2014年2月，习近平总书记在考察江苏镇江世业镇卫生院时指出："没有全民健康，就没有全民小康。"这充分表明了以习近平同志为核心的党中央对人民群众身体健康高度重视，并把"健康中国"上升为国家战略，对"健康中国"建设做出了战略部署。

全民健康，当然也包括老年人的健康。据统计，我国2015年60岁及以上人口已经达到2.22亿，占人口总数的16.15%，我国已经步入老龄化社会。预计到2020年，老年人口将达到2.48亿，老龄化水平达到17.17%；2025年，60岁以上人口将达到3亿多，成为超老年型国家。对一个普通的个体而言，步入老龄，身体的健康问题也会随之增加，对医疗健康服务的需求也远远高于青壮年。老年人是家庭的重要成员，也是社会的重要组成部分，让老年人健康幸福地安度晚年，既是天下做儿女的心愿，也是各级党委政府的重要责任。然而，中国尚未制定专门的老年人护理制度，上门护理服务尚未普及，存在老年公寓费用偏高等情况，居家养老仍然是养老的主要方式，如何使老年人在家庭的环境中安度晚年是每个家庭都会面临的课题。

今天，欣闻由成都市金牛区医学会、成都市金牛区第二人民医院联合科研项目组团队的共同努力下，《老年人家庭护理100问》科普图书即将付梓出版，这是金牛区临床科研工作的一大成果，标志着我区各基层医疗卫生机构及广大医务工作者专注老年人健康开展临床研究的工作向前迈出了可喜的一步，在此，谨向《老年人家庭护理100问》编撰团队表示热烈的祝贺！

　　《老年人家庭护理100问》从专业角度科学回答居家老年人日常生活中经常遇到的生活护理、心理护理、各系统疾病护理和急症护理等方面的了100个问题。为了让非专业的读者也能准确理解文字内容，本书在语言上力求简明扼要、通俗易懂，同时还配以生动直观的图片，做到图文并茂。我也真诚期望让本科普小册子，能够成为老年人家庭护理的工具书和老年人的良师益友，指导老年朋友健康地生活。同时，也希望项目组团队要以此为基础，继续深化项目研究，广泛收集读者的反馈意见，以持续提升健康理念，不断修改完善老年人家庭护理各种实践操作问题，以此促进我区，乃至全社会老年人的健康保健服务水平持续提高，充分满足广大家庭和老年朋友的健康需求！

　　是为序。

邓开龙

2017年6月

目录
CONTENTS

序言

≪ 第一章 生活护理 ≫

1問 老年人的概念是什么 /1

2問 老年人各阶段是怎样划分的 /1

3問 什么是衰老 /2

4問 什么是家庭护理 /3

5問 生活护理包括哪些方面 /3

6問 老年人居室环境应该怎样布置 /3

7問 家庭护理的常备物品 /4

8問 老年人的口腔怎样护理 /5

9問 老年人如何沐浴和洗发 /6

第八章 消化系统及腹部疾病的护理

第九章 神经系统疾病的护理

第十章 内分泌及代谢性疾病和免疫性疾病的护理

第十三章 妇科疾病护理

第十四章 眼科疾病护理

第十五章 耳、鼻、喉及口腔疾病护理

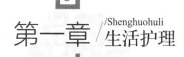

第一章 /Shenghuohuli 生活护理

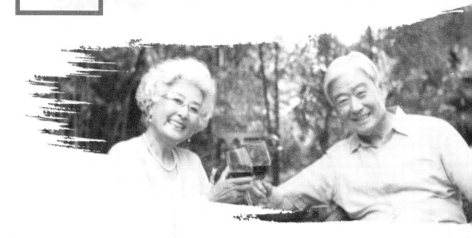

1问 》 老年人的概念是什么 》

世界卫生组织（WHO）对老年人的年龄段划分为：发达国家将65岁以上的人群定义为老年人；发展中国家则将60岁以上的人群定义为老年人；我国也将60岁的人群定为老年人，从中也可以看出各国对老年人的界定与社会经济发展有一定关系。

2问 》 老年人各阶段是怎样划分的 》

按照2006年世界卫生组织根据人的生理变化制定的标准是：60~74岁的人群称为年轻老年人，75~89岁为老年人，90岁以上的人群称为长寿老年人。

我国现阶段老年人的标准

年龄（岁）	分期	称呼
45~59	老年前期	中老年人
60~89	老年期	老年人
80~89	高龄期	高龄老年人
90 以上	长寿期	长寿老人
100 以上	长寿期	百岁老人

3问 》 什么是衰老 》

衰老是指老年人的各个系统、器官等随着时间推移而出现的功能衰退或减弱的过程。它

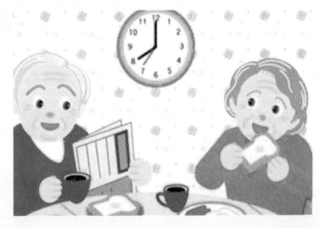

可以分为生理性衰老和自然性衰老两个方面。生理性衰老是指在正常情况下，身体内部发生的各种老化改变，它是人体随着时间的推移而形成的不可避免的自然衰退、老化、消亡的过程。自然性衰老指随着年龄增长，器官系统及功能不断地衰退，应该说自然衰老从人出生时刻开始就伴随人生各个阶段。

4问 》 什么是家庭护理 》

　　家庭护理是指病人不住院,在家接受治疗和护理。实际生活中,多数老年人都患有一种或多种慢性疾病,除在医疗机构治疗外,大多数人在家中持续接受治疗和护理。对于身体健康和有自理能力的老年人,也需要给予照顾和帮助,所以老年人及其家人掌握一定的家庭护理知识,是非常必要的,它能及时对一些常见危急重症进行正确判断,采取有效的应急措施,明显提高救治的效果。

5问 》 生活护理包括哪些方面 》

　　生活护理包括正确的身体姿势及功能的维持、充足的氧气和营养供给、废物的排泄、个人卫生和生活环境卫生、清洁、温度、湿度、光线、通风和安全等。老年人的需求与健康人不同,需要根据病人的不同的症状,在饮食营养、起居等方面给予特殊的护理。如高血压病人饮食要低盐、低脂肪食物;胃病患者应少吃多餐,食用无刺激性的饮食;长期卧床,生活不能自理的老年病人则需在饮食和生活护理上更加重视等。

6问 》 老年人居室环境应该怎样布置 》

　　居室环境是指老年人居家养老的主要场所,它的环境好坏直接关系到老年人的健康以及身体的康复。

老年居室环境布置应注意以下两点：

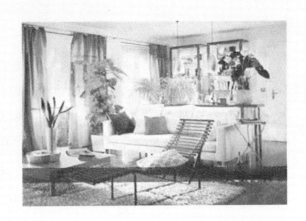

一是居室环境及布置首先是安全的需要，要注意居室地面防滑、防跌倒，床不宜太高和过窄，从而防止坠床。家具要用圆角且边缘光滑的，同时家具摆放要便于老人活动，座椅和沙发不宜太低，最好有扶手，有利于老年人起立。卫生间用坐式马桶，避免下蹲和站立时因费劲引起心血管病变突发意外等。

二是环境安静，空气清新。老年人居室最好选择环境较安静和通风的住房。和老年人在一起生活，要注意营造安静的休息环境，应避免发出过大的声响。要保持居室内空气流通，室内温度保持20℃左右，相对湿度在50~60％为宜。

7问 》 家庭护理的常备物品 》

老年人要有针对性地准备家庭护理所需的物品：一是护理病人所需的物品。如家中有长期卧床不能自理的病人，需备男式或女式小便器和床上用的大便器。注意用后一定要及时清洗消毒，保持干净。咳嗽痰多、行动不便者要备有带盖的痰杯，卧床病人饮水不方便，要备有小茶壶，或者弯形引水管，使病人卧位饮水时不出现呛咳。为防止褥疮，可备有橡皮圈。二是观察病情所需的物品。如体温计、水银柱血压计、电子血压计等。三是治疗需要的物品。老年人为了准确、规范服药，可备一个服药记录卡，记录药的品名、服药时间、服药剂量，过敏药物要随身携带，以便病人就诊时能正确回答。准备早、中、晚及特别时间的用药药杯。对患糖尿病需注射胰岛素的病人，应备1毫升的注射器及消毒液等。四是其他需要的物品。行走不便的老年人，需备轮椅车，保健用品如健身球、电动按摩器、健身运动器等。

8问 》 老年人的口腔怎样护理 》

大家都知道，人进食后口腔内会存留食物的残渣，容易使细菌繁殖产生口臭，影响食欲，尤其是发烧时，口舌易干燥，所以更应该及时清洁口腔。当老年病人在发高烧时，有些人病情危重不能进食，生活不能自理，当病人不能自行刷牙时，应给予协助，即使在昏迷的情况下，也应保持口腔洁净。可以用压舌板支撑一侧颊部，用镊子夹住棉球或纱布，沾漱口水擦洗口腔黏膜及牙齿，也可用吸管吸入少量漱口水让病人含漱。常用漱口水一般用2%硼酸溶液或1：5000呋喃西林溶液。口唇干燥时要涂甘油。如果发现口腔内有乳白色分泌物，多为霉菌感染，应用2%碳酸氢钠或3%过氧化氢清洗口腔，并涂制霉菌素。有假牙的老年人，生活能自理时在饭后应取下假牙，自己刷洗干净；在生病情况下，应有人帮助刷洗并装上。方法是先取出上腭部假牙，再取出下腭部假牙，清洗时不能用太热的水，以免假牙变形。假牙不用时应妥善保管，防止丢失，在病人昏迷、神志不清的状态下，必须及时取下假牙，防止病人活动假牙误咽入食道。

*9*问 》 老年人如何沐浴和洗发 》

老年人应定期沐浴。沐浴可起到清洁肌肤，促进血液循环，同时减少感染，预防褥疮的作用。但是当病人身体情况不允许自行淋浴时，应给病人进行床上擦浴。擦浴时一是做好环境准备：关好门窗，注意室温不宜太低，预防着凉和感冒。二是水温应控制在50℃左右，淋浴水温在40℃~46℃，此水温病人能接受，体感舒适。三是做好物品准备：浴巾、洗澡毛巾、脸盆、中性香皂、浴毯、干净衣裤等。四是擦拭顺序：脸—手臂—腋下—手掌—胸—腿—背—臀部—会阴—脚。将毛巾折成垫子包在手掌上，在水盆中浸湿挤干水后擦拭病人裸露部位。擦拭时间不宜过长，动作要轻柔而迅速，随时调整水温。擦好后盖好被子。手脚可以直接泡在水盆中。给病人擦背时，俯卧姿较好。对骨突部位要给予按摩，对皮肤皱褶处，在清洁擦干后可用油膏滋润。

　　洗头是头部护理的重要环节。定期洗头可刺激头皮血液循环，但对不能下床的病人和体质弱的老年人，就必须在床上洗头。准备水罐、水桶、水盆、塑料单、防水垫、棉球等用品。洗头的方法是，如果病人不能离开床，将塑料单或防水垫放在病人头下，病人去枕，耳内塞棉球防水，持水罐冲洗头发，水流入水桶内。用洗发水充分揉搓头皮，再用清水冲洗干净，洗完后尽快擦干头发，并用电吹风吹干。

10问 老年人大小便怎样护理 》

　　长期卧床的老年病人的大便便秘、腹泻及小便失禁，需要给予及时有效的护理。

便秘老年病人的护理

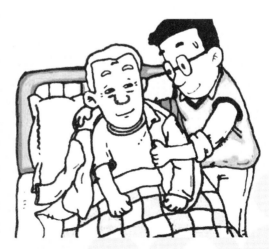

　　老年人生病后因活动少，进食、饮水也少，很容易引起便秘。通便方法是：针对严重便秘，肛门有粪便块嵌顿之感者，需要

尽快解决排便以减轻病人不适。预防长期便秘，首先要指导老年人，特别是长期卧床的老年人，养成定时排便的习惯，多食有助于促进排便的食物，如水果、蔬菜、蜂蜜、芝麻等食物，从而达到润滑肠道的效果，同时解除病人排便的顾虑。腹部按摩可起辅助作用，方法是绕肚脐用右手从右侧自下而上到左侧，再自上而下做环形按摩，协助排便。若病情允许，可到厕所或床上坐起来排便，这时应给病人独处的环境。

为促进排便可使用甘油栓或开塞露，塞入肛门内保留15~30分钟后排便。也可用肥皂条刺激排便，病人先将肥皂削成长条状，蘸水使一端光滑后塞入病人肛门内，保留15~30分钟。对于粪块干又硬，嵌在肛门口，用甘油栓及开塞露等方法都无效，老年人排便又无力的情况，必须尽快解除病人的痛苦，采取人工挖便的方法，方法是：协助者戴乳胶手套或指套，蘸少许油脂，病人取侧卧位，协助者用手指轻插入病人肛门抠出粪块或用钝性器具拨出粪块，即可减轻病人的不适。对长期便秘的老年人可服用轻泻剂或软化大便剂，如通便灵、氧化镁、果导、马仁润肠丸等药物。对平时大便正常，突然出现顽固性便秘，一般方法无效时，应及时就医查明原因，排除结肠、直肠病变。

腹泻老年病人的护理

首先要了解病人最近是否有进食不洁或生冷食品的情

况。观察病人大便的次数、性质、气味、颜色有无异常（黏液、脓血等），必要时采集异常大便标本以便及时化验。由于大便次数增加，造成病人明显脱水，出现身体较弱无力、疲劳症状，应尽量卧床，防止体力的消耗及因无力头晕而跌倒。诊断后要按时服止泻、止痛药。必要时可静脉补液，以减轻症状，加强营养，注意保持病人的舒适和清洁。病人因腹泻造成大便失禁，污染衣物时，应及时更换清洗。注意肛门周围皮肤，皮肤黏膜因常受刺激而发红，清洁后可擦上油剂软膏，防止感染。同时应注意调整饮食，加强病人营养。因腹泻使食物通过肠道过快，营养不能充分吸收，所以应注意少食多餐，食用无刺激易消化的温和食物，避免肠黏膜再受刺激。腹泻后可能有饥饿感，要注意逐渐增加食量，不可急于恢复正常饮食，避免消化不良。

对老年人小便的护理

泌尿系统的排泄是人的基本生理功能之一。尿不能从膀胱排出体外称为"尿潴留"。不能自我控制的排尿现象称为"尿失禁"。

正常人每天24小时尿量为1000~2000毫升，平均为1500毫升左右。日间尿量与夜间尿量比例为3：1，影响尿量的因素有饮水量、气温、运动量、出汗量等。正常人尿色与尿量与饮食和服用酸碱性药物有关，饮水多时尿量增多被稀释，尿液淡黄色，甚至无色，反之夜间尿量少，比重增加，因浓缩则尿可呈深茶色。气味：尿中有挥发性物质，新鲜尿液有特殊气味，放置后尿素分解而呈氨味，糖尿病人因尿中含有丙酮等物质可带有苹果味。排尿次数：正常人尿量是意识控制下的反射活动，当膀胱内储尿量达一定量时，大脑产生尿意，在适当的环境排尿，一般日间5~6次、夜间0~2次。有些老年女性在腹压增高，如咳嗽、大笑时，会出现尿失禁，这是因为会阴部肌肉及尿道括约肌松弛而造成的，或以往膀胱有慢性炎症，可自行进行提肛肌锻炼，收缩会阴部肌肉活动，以提高肌张力，改善膀胱括约肌的功能。

11问 怎样护理发热的老年人 》

人体正常体温是有一个较稳定的范围，但并不是恒定不变的。正常人口腔温度（又称口温）为36.2℃~37.2℃，腋窝温度较口腔温度低0.2℃~0.5℃，直肠温度（也称肛温）较口腔温度高0.2℃~0.6℃。一天之中凌晨2时至清晨5时体温最低，下午5点至7点最高，但一天之内同一部位温度差应小于0.8℃。另外女子体温一般较男子高0.3℃~0.5℃。人体正常体温平均在36℃~37℃之间（腋温），超出正常范围就是发热，38℃以下为低热，39℃以上为高热。

发热的老年病人护理：

一是保持安静、清洁的环境，保持室内空气流通，保证病人的休息；二是鼓励病人多饮开水，每天液体摄入量在3000毫升以上，必要时静脉补液；三是按照医生要求服用退热剂，并且每30分钟测体温，观察皮肤温度及出汗情况；四是降温措施，当体温在39℃以上，可给予头部冷敷，39.5℃以上可以温水擦浴。用药物降温时，老年人服用药物剂量要小，防止体温骤降而发生虚脱；五是营养的维持，在发热时，因机体代谢增高，热量消耗大，组织破坏增加，更要注意补充病人的营养，鼓励病人进食，食物应尽量清淡，易于消化吸收，可选择高热量、高维生素、高蛋白、低脂的饮食；六是防坠床，老年人发热后可能发生意识障碍，特别要注意安全，防止直立性低血压和因头晕摔倒，起床上厕所时要有人搀扶；七是注意保持身体清洁。老年人因发热后出大汗、衣服潮湿，退热后应及时沐浴或擦身，更换衣服床单，使病人感到清爽舒适。

12问 老年人居家环境怎样消毒 》

老年人的居家环境常用的消毒方法有日光消毒、紫外线灯消毒、煮沸消毒、蒸汽消毒和化学消毒等。特别是当家中有传染病人时，更应及时消毒，当病人治愈或离开家庭后，还要进行一次彻底消毒。采用物理消毒还是化学消毒法，采用何种消毒法主要取决于病原体的抵抗力，还要根据消毒物品的性质和当时的条件，正确选择消毒方法以达到消毒的效果。

日光消毒

主要利用日光的干燥作用和紫外线杀灭病原菌的作用，对病人的被褥、棉衣、毛毯等消毒。在日光照射下可杀灭如痢疾、伤寒、结核杆菌和其他病毒。日光消毒的物品要保持干燥并放在日光下照射3~6小时，在日光强的中午前后效果最好，同时还要注意将晾晒的物品翻动，尽量展开平晒。

紫外线灯消毒

用30瓦功率的紫外线灯空气消毒1小时。物品消毒要距离灯30~60厘米内，照射时间为30分钟，有效距离在2米之内。照射时间以紫外线灯亮5~7分钟后计时。照射时，操作人可戴墨镜，以免灼伤眼睛。

煮沸消毒

这是家庭中常用的消毒方法。大多数细菌在60℃~70℃热水中30分钟即可灭活，肝炎病毒在沸水中15分钟以上能灭活。这种方法主要适用于病人的餐具、玻璃器皿、布类。在水中加入少量碱，能帮助溶解油脂并提高消毒效果。

*13*问 老年人个人卫生、家庭卫生及饮食卫生 》》

搞好老年人个人卫生，养成良好的卫生习惯，对预防老年人疾病有重要作用。而个人卫生与家庭卫生又相互影响相互关联，同时家庭卫生反映了一个家庭的文化修养和生活习惯，养成良好的卫生习惯可以减少患病的概率，对老年人来说尤其重要。

注意个人卫生应从手的卫生做起。手在生活、工作中接触外界物体种类最多，次数最频繁，所以被污染的概率也最大，必须养成勤洗手、勤剪指甲的习惯，以保持在接触食品前手的卫生。同时还要做到如水杯、毛巾、脸盆、拖鞋、洗脚盆等个人卫生用品专用，避免疾病相互传染。

防止"病从口入"，饮食卫生包括以下方面：

（1）不食变质及腐烂食物。如发霉的粮食含有的黄曲霉素，是一种极强的致癌物质。剩饭剩菜放在冰箱内，要与生食品分开。熟食不能久放，存放器皿应加盖避免交叉污染。

（2）不吃不洁食物，包括生食、熟食和瓜果。

（3）尽可能实行分餐制或使用公筷，这是预防肠道传染病的最好措施，特别是对健康状况不明的客人，采用自助餐也符合卫生要求。如家庭成员中有传染病人，更应严格实行分餐制，从而预防传染病的扩散。

114问 家庭环境卫生 》

生活在清洁卫生的家庭环境中，有利于老年人身心健康。家庭环境包括空气净化、光线充足、卫生清洁、消灭有害昆虫、室内美化绿化等。

家庭环境卫生包括：一是室内空气要保持新鲜，定时开窗换气，冬天也不例外，要防止空气污浊。有条件的室内可用负氧离子发生器或空气净化器；二是居室光线充足，无色玻璃可透过紫外线起到消毒空气的作用；三是保持居室卫生，定期打扫、保持室内清洁；四是要消灭蚊蝇、蟑螂、老鼠等携带传染病菌的害虫和动物。五是美化居室环境，养花草陶冶情操，有利于老年人的身心健康。

第二章 /Xinlihuli 心理护理

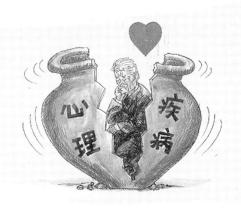

15问 》老年人的心理变化 》

老年人的心理变化是比较明显的。人的心理状态，因每个人的社会地位、家庭条件、性格修养、身体情况等不同有很大的差异。影响老年人心理活动的因素有很多。一是身体变化的影响。老年人随着年龄的增长，身体各系统的器官功能有不同程度的减退，即衰老的开始。年龄的增长，社会和家庭的重任，往往因过度的体力负荷和精神压力导致身心疾病。40岁以后中老年人在容貌和体态上将有明显的变化，这些都是影响中年人心理变化的因素，如果对这些变化认识不清，缺乏向老年期过渡的心理准备，常会感到力不从心。二是老年人心理变化的影响。进入老年，大脑神经细胞的功能逐步减退，表现为不同程度的记忆力减退，短时记忆明显较差，熟人见面，常会忘记姓名，想说的话，一会儿就忘了，但久远的经历往往可以保持美好的记忆。感知（视觉、嗅觉、味觉、触觉等）能力有不同程度的下降，特别是老年人视力变化比较明显，需要佩戴老花镜，加上老年白内障等因素影响视力。听力逐渐迟钝，容易产生疑心急躁的心理，目前虽然有一些措施可以帮助延缓，但这是不可避免的自然规律。对疼痛、压力、平衡等感觉都有所降低，步态不稳，反应不敏捷，易失去平衡而跌倒，所以老年人要格外注意安全。个性特点的变化表现为活动性、反应性和自我控制能力随年龄的增加而降低，尤其是70岁以上的老年人变化较明显，但个体差异性较大，男女也各有不同。老年人办事谨慎，力求稳妥保险，表现出固执，不愿意习惯（无论对与错），不易适应新的环境等特点。体力减退同时患病概率增加，往往造成情绪低落、烦躁易怒的心态。老年人要有意识地克服个性中消极的一面，处理好社会、家庭中各种人际关系，保持心情舒畅。情绪的变化在老年人群中也是差异很大的。许多老年人虽然年事已高，但对生活兴趣不减，兴趣广泛，能保持愉快心情，不为一般小事而烦恼，乐于助人。良好的兴趣和爱好有利于增进老年人的身心健康，如练习书法、养花、钓鱼、听音乐等。要自信仍可对社会做贡献。有的老年人退休后，未能适应新的生活，交往的范围小了，生活节奏变了，没有业余爱好很容易产生自卑的抑郁情绪，如身边无子女更易产生孤独感。子女如对老年人不孝敬，对老年人的生活起居、看病治疗等照顾不周，会引起老年人情绪悲伤。相依为伴的老年夫妻，一旦丧偶，会给老年人心理上造成创伤，甚至失去生活乐趣，对死亡产生恐惧感。要引导老人认识死亡是人的必然归属，是不可抗拒的自然规律，这是需要正视而不能讳言的话题。

16问 老年人精神衰老的表现

　　精神老化不仅是大脑器官的老化所致，它与人的心理因素有很大关系，有些性格孤僻、内向，尤其是精神上受过创伤的老年人更容易发生精神老化。主要表现为记不住最近发生的事，如有急事发生，总感到心情焦虑，事事总是以自我为主，以关心自己为重，爱提过去的事，对过去的生活总是充满后悔，对眼前发生的任何事都很不在意，不愿意麻烦别人，愿意一个人过日子，很难接受新事物，对喧哗很烦，不愿意接触陌生人，对社会变化疑心重重；过于关注自我感觉和自己的情绪变化，爱讲自己过去的本领和功劳，爱固执己见，爱收集一些无趣的东西，而且还觉得很快乐等。

17问 》老年人的心理卫生 》

心理卫生也称精神卫生，心理卫生作为保持心理健康的一门科学，它是关于保护与增强人的心理健康的心理学原则与方法。良好的心理卫生不仅能预防心理疾病的发生，而且可以培养人的性格，陶冶人的情操，促进人的心理健康。良好的心理卫生，使每个人具有优良的心理品质和良好的适应能力，帮助老年人采用明智有效的方法，帮助老年人克服各种困难，在疾病、衰老、社会地位、经济、安全及各种不测事件的挫折情境中得到安全感。人的心理与健康关系极为密切，任何社会变动和情绪波动，如配偶死亡、离婚、事业失败以及人际关系不和谐，工作学习长期紧张等反复刺激等，会诱发各种疾病。所以老年人要加强心理卫生知识学习，始终保持乐观的心态，提高自身的心理素质等，来应对各种情况的变化。

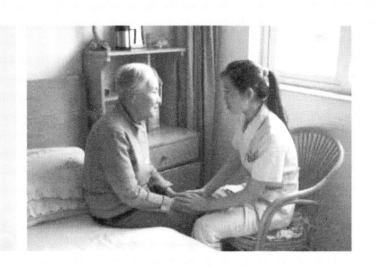

18问 >> 老年人心理护理 >>

自我保健，预防为主

老年人都应学习运用心理学知识，避免不良心理刺激，提高应对各种外界刺激的自我适应能力，加强自我保健，预防为主。

保持乐观情绪

老年人要保持乐观的情绪。大量的生活和医疗实践事实说明，性格开朗、乐观、热爱生活、对未来充满信心，心胸宽广的人，即使患了病也能善于控制不愉快情绪，通过自己的爱好，如书法、绘画等活动转移注意力。在生活中要学会不计较小事、虚怀若谷、心胸广阔，不计较个人得失，否则就会陷入苦恼、焦虑与抱怨中不能自拔。老年人家庭人际关系是多层次的、复杂的，要正确处理好各种人际关系。老年人在家庭中都有多种角色，既为人父母，亦为人子女，又可能是爷爷、奶奶、公公、婆婆。在家庭生活中经常会遇到各种矛盾，如果处理不当，往往会危及亲人间的亲密关系，从而导致家庭不和睦。

老年人要有精神寄托，养成排除孤独的能力

老年人由于退休后人际关系、交往范围的变化，往往容易产生孤独感，如果不能适应，不注意自我心理调适，就会形成精神压力，影响健康。老年人要合理安排好退休后的生活，不但要锻炼身体，如打太极拳等，适当参加家务劳动等体力活动，还应有丰富的精神生活，如练书法、绘画、写作、读老年大学等业余生活，或继续安排力所能及的适量工作，通过体力劳动和脑力劳动延缓大脑的衰老。除了体力和脑力劳动外，还要预防精神疲劳，可选择一些有益的文艺活动，培养一些业余爱好，如听音乐，跳舞，以消除精神紧张，解除郁闷心情，增加生活乐趣，老年人晚年生活才会丰富多彩。

第三章 /Kangfu Huli 康复护理

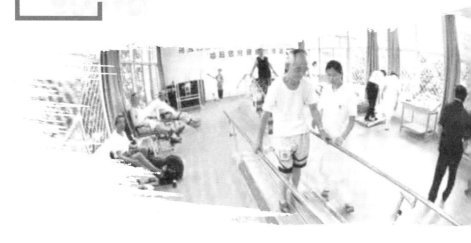

19问 》 老年人的康复护理及主要内容是什么 》

康复是指"经过医学的、社会的、教育的、职业的综合训练，尽最大可能使伤残者的功能恢复到最好水平"，使残留的能力得到充分利用。老年人康复护理指使老年人受到全面护理和帮助，全面护理包括身体、心理护理两个方面。在护理的过程中，每项活动都必须面向病人整体，病人因病情不同，在心理上会产生各种不同反应。在重视病人心理护理的同时，应从病人的实际情况出发，制定可行的康复计划，同时要激发老年病人主动锻炼的热情，克服焦虑、厌烦、失望等不良情绪，克服康复过程中出现的困难，完成康复计划中所要求的内容，早日达到自我护理和康复的目的。老年人康复护理的主要内容包括医疗体育、褥疮的预防与护理和老年人的安全护理三个方面。

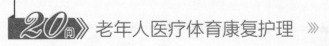

20 问 老年人医疗体育康复护理 》

医疗体育

医疗体育又称康复体育，它是运动医学的一部分，是指病患者为了配合治愈某些疾病而进行的身体锻炼。医疗体育的对象是病人，是其他医疗方法和手段不能代替的康复方面，有较强的针对性，可不受设备条件的限制，效果可靠，医疗体育的治疗，能促进血液循环，改善局部供血，促进病人功能恢复。对于器官功能严重损伤、有功能障碍的病人，医疗体育可以充分调动病人的潜能，参与实施康复计划，增强病人康复信心，克服消极情绪，改变被动依赖医药的局面，达到最大限度的身体功能恢复，降低伤残后遗症，提高病人的生活质量。

医疗体育方式，按运动方式分为被动式运动、助力式运动、主动式运动三种

医疗体育必须坚持经常性和长期性才能取得效果，一般应按计划进行，每日1~2次，长期坚持直到机体及肢体功能基本恢复，慢性病病人应长期坚持作为增强体质的一项主要内容。在恢复自主运动能力后，可根据个人爱好和体力选择适宜长期坚持运动的项目，对病人强身防衰老都大有益处。

21问》 老年人褥疮的预防和护理 》

褥疮（又称为压疮）是护理老年危重卧床病人时要高度重视的一种严重并发症。发生褥疮的原因：长期卧床，如瘫痪、昏迷、病情危重、固定体位、不能自主翻身，局部压迫时间长，或病人大小便失禁、皮肤经常受潮，床单不平整使皮肤受压摩擦、破损。还有的病人因营养不良极度消瘦、水肿、脱水。持续性和局部皮肤发红、不褪色，局部发热，是褥疮的先兆。而增加活动，减少局部受压可降低发生褥疮的风险。褥疮易发部位为身体受压和缺少脂肪肌肉的骨突部位，如骶尾部、髋部侧卧着床受力部，如肩膀、肘部、脚跟、内外踝骨，石膏固定时边缘与皮肤摩擦部、受压部等。

褥疮的预防

对容易发生褥疮的病人，要注意采取积极的预防护理措施。如避免局部长期受压，要经常更换体位，每2~3小时翻身一次，最长时间不超过4小时，对局部已发红、出现水泡现象者，必要时要1小时翻身一次，翻身时避免在床上拖拉病人，防止皮肤因擦伤而感染。为减少压力，骨突部位可用气垫圈、棉垫，海绵垫等缓冲，也可以直接使用气垫床。为改善皮肤血液循环，要经常用温水擦身，保持皮肤清洁与干燥，局部可用红花酒精（中药红花15克加75%酒精500毫升浸泡一周）按摩受压部位。方法是将红花酒精倒入操作者手掌心，用手掌轻揉骨突部位，或用拇指在发红部位作由内到外的环形按摩。要注意保持床单清洁、干燥、平整无褶皱。

褥疮的护理

褥疮早期为瘀血红润期，应采取综合措施防止继续受压，增加翻身次数和局部按摩次数，保持皮肤清洁，局部可用热敷，红外线烤灯改善局部血液循环，从而增加局部的抵抗力。破溃后形成浅溃疡期，未侵入皮下组织，可有少量渗出液。仍需去除局部受压因素，保持溃疡面干燥，增加局部血液循环，主张暴露创面。用红外线灯烤，每次20分钟，每日2~3次，但要注意避免烫伤。深度溃疡，可渗入皮下、肌肉，甚至侵蚀到骨骼，严重的可超过皮肤创面的边缘，在皮下隐伏扩展，表面附着白色、黄色、绿色分泌物，有时形成黑痂。分泌物多为混合的细菌感染。因渗出物多，应清洁创面，每日更换敷料，保持创面干燥清洁，用消炎及促进愈合的外用药物，如中药去腐生肌散、养阴生肌散，并大量服用维生素C，每日服用500~3000毫克，以促进溃疡愈合。

老年人的安全护理 》》

安全和舒适的环境可使老年人在生理和心理上得到安全保障。随着年龄增长，人进入老年期后，身体功能

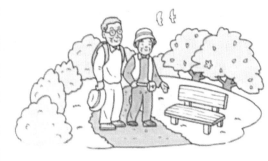

逐渐衰退，家庭护理中的安全问题应该引起高度的重视，针对老年人的特殊需要，落实安全护理措施，防范意外伤害事故的发生。

防止坠床、跌倒

老年人因视力、听力功能减退，对周围危险性事物不能及时发现，易发生被障碍物绊倒、撞伤的情况，因老年人骨质疏松，骨脆性增加，动作不灵敏、反应慢，受外界影响后失去平衡调节能力，易发生摔伤，骨折的概率增高。因此老年人的睡床不宜太高、太窄，必要时要加床档等保护设施。高龄老年人外出应有人相伴，防止交通意外伤害，或因拥挤被踩踏、摔伤等，有严重慢性病者不宜远行旅游。地面需防滑，卫生间建议采用坐式冲水马桶，避免下蹲及起立时费力而头晕跌倒。

防火、防烫伤

老年人记忆减退，使用煤气炉、高压锅时，有时会忘

记掌握时间；因高压锅压力过大发生爆炸、烫伤、烧伤的事情时有发生；老年人感觉迟钝，尤其有意识障碍时使用热水袋易发生烫伤；有些老年人在床上吸烟，容易引起火灾，造成严重后果。

防病情突变

老年人发病有特殊的变化规律，如发病初期因病情不明显，易被自己和家人忽视而延误治疗。老年人机体储备能力差，易发生循环衰竭。老年人对疼痛的反应迟钝，所以应无病防病，有病早治，不要讳疾忌医。有病时不能随便用药，以免影响医生对病情的判断。老年人要学习一些医药知识，了解自己病情和治疗用药，学会自我观察病情，掌握必要的自救措施，做到有预见性，掌握病情变化后复诊就医的时机。

注意用药安全

老年人用药，品种多，用法复杂。由于自身肝肾解毒代谢变慢，使药物副作用增强，不良反应增加，故老年人用药应在医生指导下合理正确用药，不能随便用药。注意对药物的敏感反应，避免重复使用药物，如出现不良反应，应及时反馈给医生，以便医生判断调整用药。

第四章 /Shanshi Yundong Jianshen HuLi
膳食、运动健身护理

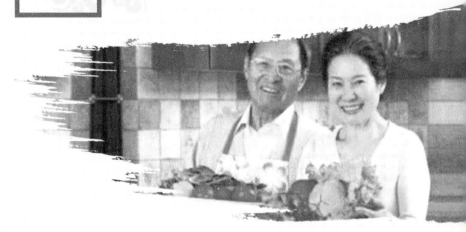

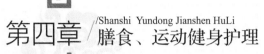 老年人膳食应如何合理安排 》

老年人一日三餐要尽可能符合"每日膳食营养素供给量"的要求。

食物要多样

人体需要的营养素有40多种，主要为蛋白质、脂肪、碳水化合物、维生素、矿物质（包括微量元素）、水和膳食纤维等。各种食物的营养价值不同，任何一种单一天然食物都不能提供人体所需的全部营养素。所以适宜的膳食必须由多种食物组成，才能达到均衡膳食的目的。我国营养工作者将食物分为五大类：第一类为谷类、薯类、干豆类食物，主要提供碳水化合物、蛋白质、B族维生素，也是膳食的主要能量来源；第二类为动物类食物，包括肉、蛋、鱼、奶等，主要提供蛋白质、脂肪、矿物质、A和B族维生素；第三类为豆制品，主要提供蛋白质、脂肪、膳食纤维、矿物质和B族维生素；第四类为蔬菜、水果，主要提供膳食纤维、矿物质、维生素C和胡萝卜素；第五类为纯能量食物，包括动植物油脂，各种食用糖和酒类，主要提供能量。这五大类食物宜按需适量摄入，保持均衡但应注意不宜食用过多。我国膳食具有以植物食物为主，动物食物为辅，能量来源以粮食为主的特点，老年人要注意在各类食物中尽可能地选择不同品种食物，以达到食物多样化和营养供给均衡的目的，特别是蔬菜应多选用一些绿色或其他深色蔬菜，以补充人体所需的胡萝卜素和矿物质。

饥饱要适当

古代的养生经验提出"食不过饱"的主张，也就是要饮食适度。特别是老年人平常活动较少，更要提倡饥饱适当。其目的是达到营养适宜的程度，使能量和蛋白质的摄入与人体消耗相适应，避免身体肥胖或消瘦。

油脂要适量

老年人要避免摄入过多的脂肪。特别是食用饱和脂肪酸较多的动物脂肪，因为吃过多的饱和脂肪和脂肪酸，会增加大多数人血中胆固醇的含量，它是发生冠心病的主要危险因素之一。中国营养学会建议，膳食中总脂肪所提供的能量以占膳食总能量的20%~25%为宜。

膳食纤维的粗细要搭配

不能为人体消化酶分解的膳食纤维对人体健康很有益处，它在人体内不但能刺激肠道蠕动，减少慢性便秘发生，而且对心血管疾病、糖尿病，结肠癌等有一定的预防作用。老年人每天要吃不同类型富含膳食纤维的食物，如粗粮、杂粮、豆类、蔬菜、水果等。要多吃一些粗米、面和杂粮，少吃精米、白面，因为稻米、小麦碾磨太精，谷粒中所含维生素、矿物质和膳食纤维等营养素大部分随糠麸流失，人体缺乏这些必要的营养素，对健康不利。

食盐要限量

食盐中含钠和氯，这两者都是人体所必需的营养素，但是老年人摄入过多的钠盐是产生高血压的重要因素之一，因而食盐不宜多吃。我国膳食中食盐的用量较多，平均每人每日摄入量为15~16克。为预防高血压的每人每日使用量以不超过10克为宜，原则是"食不过咸"。

少吃甜食

食糖是纯能量食物，除提供能量外几乎无其他营养素，多吃甜食还会引起龋齿。为了保持牙齿卫生，在三餐之间吃糖后最好漱口。

饮酒要节制

高浓度酒精饮料能量很高（每克酒精的能量为7千克），且无其他营养素。老年人无节制的饮酒，会使食欲下降，食物摄取量减少，以致身体缺乏营养，严重的还会产生酒精性肝硬化。

24问》 老年人的饮食应怎样注意合理的营养 》

人到老年后，机体逐渐出现衰老退化的现象，随着年龄的增长，身体各个系统与器官在功能上都会出现变化，高血压、动脉硬化，骨质疏松和各种代谢性障碍等老年常见病也显著增加。有人认为衰老的发生、发展与先天遗传因素和后天的生活环境都有关系。有利的生活环境，包括合理的饮食营养可以激发遗传上可能的优点，使衰老的发展缓慢，反之不利的环境条件可使衰老加速，寿命缩短。老年常见病的发生和青壮年时期的饮食习惯有很大关系，只是在老年期加快了病理过程的发展，所以防止早衰和老年性多发病，从中年时就需要重视合理营养问题。

注意调整饮食结构

自中年步入老年后，人体对蛋白质、钙、铁和多种维生素的需要量对比青壮年时期有所增加，多数老年人出现营养不良，其原因不是需要量大，而是膳食结构调整不合理，缺乏必要的营养知识等，另一方面老年人咀嚼能力下降、胃肠功能减退、饮食单调、长期食用软食、疾病、酗酒等各种原因引起食欲下降，以及习惯长期服用某些对消化系统及代谢有影响的药物等，这些均可导致营养缺乏症。但也有不少老年人由于食量大于需求量，使体内脂肪增加，还有些人即使减少进食量也不能控制体重的增长形成肥胖。肥胖对身体不利，容易发生代谢性疾病及心血管疾病，故食物营养要符合平衡膳食的要求，热量供给量以能维持标准体重为原则。体重偏轻者适当增加食物摄入的热量，体重超过标准者应控制进食量，尤其要控制油脂和糖的摄入量。

食物的选择要多样化，使不同食物所含的营养成分在体内相互补充

肉、鱼、乳、蛋是优质蛋白质的重要来源，但含胆固醇和饱和脂肪酸多，这些动物性食品摄入过多对老年人心血管不利。豆制品是适合食用的高蛋白、低碳水化合物食品。老人食用的油脂宜选用不饱和脂肪酸含量高的菜籽油、豆油等植物油。老人由于肌组织退化和肠分泌减少，容易发生便秘而继发一系列疾病。粗粮、薯类、蔬菜、瓜果等植物性食品中的纤维素、果胶等虽然很难被人体胃肠道消化吸收，但这些成分有利于调节消化道的生理功能，有利于脂肪代谢的正常化，有利于降低血中胆固醇的含量，并使粪便松软容易排出，对老年人的健康是有利的。

烹饪做到色香味美

色香味美的食物能促进食欲，帮助消化。老年人的咀嚼功能及胃肠消化吸收功能减退，食物的烹调加工要适合老年人的特点，避免食用过于油腻的煎炸食物，也不宜食用糯米等黏性很大不易消化的食品。馒头、面包、米饭、豆腐、豆浆、蛋羹、鱼松、肉沫、土豆泥等较适合老人食用，对牙齿不好的老人吃叶菜食品建议制成菜馅包子、饺子。水果则宜煮后食用或饮果汁。老年人膳食以清淡为宜，避免食用过咸的食品。

要制定合理的用膳时间和进食量

每餐进食量的分配影响到人体吸收和健康，过饥过饱都可造成不利影响，尤其是老年人，每餐的进食量要适中，暴饮暴食会引起消化系统功能障碍，甚至诱发心肌梗死、胰腺炎、胆囊炎或急性胃扩张。同时由于老人不耐饥饿，又容易产生低血糖。所以每天的膳食除正常的三餐外，餐食的间隔时间不宜过长，睡前1小时和早晨起床后可以吃少量稀粥或饼干，睡前应避免进食不易消化的食物，也不要吃得太饱。

25问》 老年人应该怎样选择运动种类 》

老年人在不同阶段和身体状态下选择适合自身情况的运动种类是非常必要的。常言道"生命在于运动"，但近年来有人也提出了"生命在于运动，也在于静养"的主张。这说明老年人一方面要注意加强运动和锻炼，保持正常心脏功能和血液循环，改善呼吸换气、扩大肺活量、加强肌肉舒缩能力、增强体力，改善消化和神经功能，促进代谢和神经调节，另一方面要注意避免剧烈运动，防止某些器官因过度疲劳，加速老化进程，而出现早衰。因此运动要适当和适度。静就是修身养性，调节阴阳平衡，增强免疫力。

老年人应根据个人健康情况和所患疾病的不同，选择适合自己的运动项目，如散步、跑步、做操、跳舞、打太极拳、练气功等这些比较适合老年人的运动。

第五章 /Changyong Yaowu Zhishi
常用药物知识

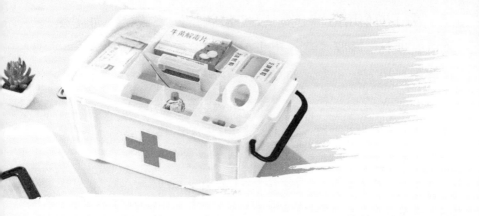

26问》 老年人的用药特点 》

　　进入老年，身体各系统的功能逐渐发生退行性变化，尤其代谢功能减弱，随着年龄的增加，明显地影响药物的吸收、代谢和排泄及对药物的耐受性。根据有关报道，老年人对药物发生不良反应的发生率比青年人高2~2.5倍，多数老年人同时患多种疾病，用药多，药物之间搭配的利弊应该高度重视，尽量避免可能产生的不良后果。

　　避免或减少药物的副作用

　　男性老年人如用阿托品、6542药物时，要考虑可能导致前列腺肥大，用药后可能产生排尿困难的副作用。老年人用庆大霉素、链霉素时，要注意易产生因前庭平衡障碍引起眩晕的副作用等。

药物剂量一般小于成年人，老年人用药量要因人而异，不应常规化

为了安全用药，可按成人一般剂量的1/3或1/2。如退热的阿司匹林、吲哚美辛，用成人量可导致老年病人大汗，造成降温过快而虚脱。有些副作用较大的药物，为安全考虑应从小剂量开始，逐渐观察调整，最后达到治疗所需量。

合理使用抗生素，避免二次感染

由于老年人抵抗力减退，发生感染的概率要比其他人群高一些，反复使用抗生素，导致对药物的敏感性降低，如果长期用大剂量的广谱抗生素，由于老年人消化循环功能减退，很容易发生二次感染，因大量服用广谱抗生素既能杀灭致病的菌群，也能杀灭肠道内正常寄生的非致病菌，使肠内菌群失调，引起金葡菌肠炎、绿脓杆菌感染等。故老年人应在医生指导下合理选用抗生素，坚持定时按量服药，不自行增减药量，不乱用抗生素。

27问 老年人家庭用药常识

我们知道药物均具有二重性，既能治病，又有不同程度的副作用，所以老年人在家庭用药应慎重，具体来说应注意以下原则：

不随便用药

对没有明确诊断的病症，不能自己用药。有些症状是疾病的信号，是医生诊断疾病的依据，随便用药会造成假象掩盖病情，影响正确诊断而发生意外。

老年人忌滥用解热去痛药、安眠药、抗生素、减压药、维生素等

老年人对痛觉比年轻人低，在未确诊时随便用解热去痛药，可引起大汗虚脱。老年人睡眠时间逐渐减少，一般不需要用安眠药。如常用安眠药可产生依赖，同时会引起不同程度的不适，如用药后头晕、乏力、步态不稳等症状。抗生素在治疗感染性疾病中起重要作用，但它有一定的抗菌范围，并具有不同副作用，有时还可能发生过敏反应，所以老年人要在医生指导下，根据病人的身体状况选择使用。高血压是老年人的常见病、多发病，合理使用降压药可控制血压，预防脑血管意外。老年高血压患者坚持用药治疗可减少致死性心肌梗死，防止严重心力衰竭的发生，减少脑卒中的发病。在家庭中用降压药，也需监测血压，在医生的指导下调整用药，使血压维持在合理范围内，避免漏服，如已忘记服药，不可在下次服药时加倍服用，以免药量过大使血压降得太低。一般情况下不主张睡前服降压药。维生素是人体代谢过程中所必需的营养素，老年人日常正常饮食可以保证人体所需量。有些老年人误以为维生素是补药，盲目长期大量服用，导致泌尿系统结石。长期大量服用维生素A，会使体内维生素A过多，表现为皮肤干燥，骨质疏松。长期大量服用维生素D，可引起厌食、高血钙、高尿钙，使动脉硬化。所以维生素类药也需要在医生指导下按需服用。

注意药物有效期和失效期

国家规定了药物的有效期，是为了确保用药安全和治疗效果，超过期限不准使用。在包装的药盒、瓶签上有注明。识别方法有两种：一种直接说明"×年×月有效"，或注明失效期"×年×月"，表明到此日期失效。另一种方法是注明生产批号和有效期几年，批号为8位阿拉伯数字，比如注明生产批号为170313-2，有效期2年的药品，即表明2017年3月13日第二批生产，到2019年3月13日前有效。所以家庭保健药箱的药品应经常整理，及时清除过期药品。

忌用茶水服药

服药应以白开水为好。因茶水中含有大量鞣酸，能与药物中的生物碱、蛋白质、重金属盐类发生化学反应，从而产生沉淀而影响药物有效成分的吸收，降低药物作用。

28问 >> 老年人用药途径及原则 >>

用药方法不同及途径选择是否正确，对药物作用发挥影响很大。老年人常用给药途径有以下几种：

口服法

绝大多数药物经胃肠道吸收而发挥作用，优点是简便、安全、无痛苦、经济，病人易接受。缺点是作用较慢，吸收差，效力发挥不均。

注射用药

分为皮下注射、皮内注射，肌肉注射和静脉注射。此法用药剂量准确，作用快，但必须在无菌操作条件下进行。

局部用药

它可以直接将药物用于患处，其优点是使局部保持较高药物浓度，药力作用发挥快。如涂擦、含漱、湿敷、滴入、喷雾吸入、熏药、阴道灌洗、肛门塞入等。

用药途径原则是能口服不打针，能打针不输液，一切根据药物的作用及病情需要而定。

29问 老年人家庭用药护理 »

老年人在家庭中用药的护理有以下几个方面：

（1）协助生活不能自理的老人服药，要将老人置于便于吞咽药物的体位，防止呛咳，要耐心协助饮水。对吞咽不便的老人可将药碾碎，用适量水送服，并检查是否完全咽下。

（2）按时提醒老年人服药，避免漏服。

（3）老年人用特殊药物时，要了解可能出现的不良反应，注意观察和监护，及时采取预防措施。

（4）老年人应服用安眠药时，应加强监护，不能随意加量，否则易发生夜间坠床、跌倒等意外。

30问》老年人家庭保健箱应准备的常用药品 》

老年人家庭中备有保健箱是非常必要的，把各种常用或备用的药品集中保管有很多好处。每个老年人应按各个家庭实际常备以下种类药品。

外用药

创可贴、75%酒精小瓶、伤湿止痛膏、风油精、棉签等。

一般内服药

人丹、去痛片、黄连素、感冒药、果导、扑尔敏，有冠心病者应备速效救心丸、消心痛、心痛定等。

保健箱放于干燥、通风，避光且使用方便的地方，使全家人都明确易取，但也要防止小孩乱拿误食。药品有原包装最好，无原包装药品应贴上标签，注明药物名称、用量，主要作用及有效期。保健箱内的药物要定期整理，检查每种药物是否过期，并及时清除过期药品，防止使用和服用过期药物。

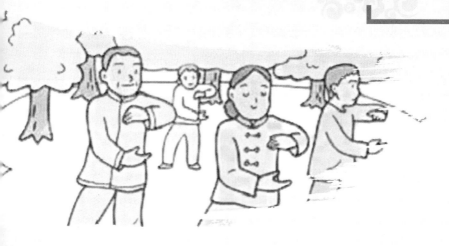

第六章 / Huxi XiTong Jibing
呼吸系统疾病

冬季怎样预防老年人的感冒 》

注意保暖

预防感冒的最好的方法就是注意保暖，尤其是刚入冬寒气来临时，老人的身体常经受不住，所以这时候，一定要多穿衣服，即使天气温暖，也不要盲目地把厚衣服脱下。对于预防老人感冒保暖是很重要的。

戴口罩

老年人身体素质比较弱，不戴口罩，容易吸入冷空气引发肺部疾病，导致呼吸道感染引发感冒，所以在天气寒冷的时候，外出时一定要戴上口罩。

暖气不要开太大

平时的生活习惯也要注意，虽然保暖很重要，但是在室内也不要把暖气开太大，以免室内外温差太大引发感冒。

开窗通风

冬季老年人居住的屋子为了保暖不常开窗，这样容易滋生感冒细菌，所以白天相对温暖的时候一定要开窗通风换气，降低患感冒的概率。

多喝白开水

冬季天气寒冷干燥，容易使人缺水，老年人应该多喝温开水，这样有助于利尿排毒，增强自身免疫机能，从而抵御病毒感冒的入侵。

加强锻炼

冬季老年人也应该加强体育锻炼，做些适度的运动，如散步、慢跑、打羽毛球、乒乓球、太极拳等，这样可以强身健体，提高免疫力。体质提高了，才能抵抗疾病，远离感冒。

红糖姜水防感冒

红糖姜水具有健脾暖胃、止咳驱寒的功效，因此，在寒冷的冬季，外出归来的老年人喝上一杯红糖姜水，身体立马就会暖和起来，可以达到去除体内寒湿，防止感冒的效果。

少去人多的场所

冬季，老年人尽量少去人多的场所，这是因为老年人抵抗力较差，如果遇到感冒患者很容易被传染。

用热水泡脚

每天晚上，可以用较热的水泡脚15分钟左右，水量要浸没脚面，泡到脚发红，对预防感冒可起到一定的作用。

32问》 老年人慢性支气管炎的护理 》

老年人慢性支气管炎是日常生活中较常见的疾病，由于慢性支气管炎致病因素多种多样的，所以在预防和护理措施上，需要注意多个方面。

及时添加衣服

做好防寒保暖，遇到气候骤变时，及时添衣，谨防受凉。寒潮到来时最好不外出，以减少不利气候对人体的影响。处于病情缓解期的老年患者，定期进行流感疫苗和肺炎疫苗注射，可减少感冒发生，减少急性发作次数。

防止粉尘和气体刺激

老年慢性支气管炎患者要避免有害粉尘和气体的刺激。空气中有些粉尘和气体能引起支气管炎发作，如棉花纤维、发霉的谷物粉尘、含有螨虫排泄物的房尘等。在粉尘较多的场所应戴口罩，扫地宜用潮湿拖把。

预防过敏

过敏体质的人更应注意远离致敏源，饮食上少吃鱼类，尤其是带鱼、黄鱼、虾、蟹等易致敏食物，多吃些新鲜蔬菜、水果。

其他

疾病的长期折磨会使老慢支患者体质虚弱，抗病能力下降。因此，患者首先要加强耐寒锻炼。此外，要坚持早晚用冷水洗脸或擦四肢。

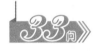 老年人慢性阻塞性肺气肿如何护理 》

休息与活动

这种病在急性加重期应卧床休息，以减少机体消耗。可协助病人取舒适体位，晚期病人常采取身体前倾位，

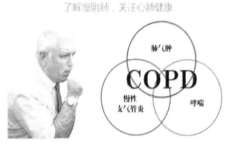

使辅助呼吸肌共同参与呼吸。稳定期可让病人适当活动，帮助病人制订活动计划，活动应量力而行、循序渐进，以不感到疲劳为宜。

饮食护理

根据病人病情及饮食习惯给予高蛋白、高维生素、高

热量，清淡、易消化的饮食，补充机体必需营养物质，预防营养不良。宜少食多餐，避免油腻、辛辣和易于产气的食物，以免腹部饱胀使膈肌上抬而影响呼吸。便秘者多进食富含纤维素的蔬菜和水果，保持大便通畅，避免用力排便。对心、肝、肾功能正常的病人，应鼓励多饮水，每天保证饮水量在1500ml以上。

心理护理

病人常对病情有顾虑，心情忧虑，甚至对治疗丧失信心。应多了解和关心病人的心理状况，允许病人提问，表达恐惧心理，让病人说出或写出引起焦虑的因素，教会病人自我放松等缓解焦虑的办法。稳定期应鼓励病人生活自理及进行社交活动，以增强病人对康复的自信心。

用药护理按医嘱

正确及时给药，指导病人正确使用支气管解痉气雾剂。如果长期或联合使用抗生素可导致二重感染，如肠道菌群失调、呼吸道真菌感染等，应注意观察。

病情观察

监测病人呼吸的频率、节律、深度及呼吸困难的程度。监测生命体征，尤其是血压、心率和心律的变化。密切观察病人咳嗽、咳痰等情况。注意有无并发症发生，如并发自发性气胸时，尤其是张力性气胸时，要及时通知医生并配合医生进行排气减压等抢救措施。监测动脉血气分析、电解质、酸碱平衡状况，为进一步诊断与治疗提供可靠依据。

34问 老年性肺结核护理

注意保持老人休养环境优美舒适

在积极进行治疗的同时，家人应对老年人进行精心护理和照顾，尽量使患者的居室阳光充足、空气清新、环境优美卫生，为患者提供一个安静、舒适的休养场所。

注意老人的心理卫生

有些老年人患上肺结核以后，自己以为会传染给他人，不愿与亲友来往。原来亲密无间的孙子、孙女也有意与老人保持距离，再加上患病带来的压力，都使老年人倍感抑郁和孤独，从而加重病情。因此，必须注意患者的心理卫生，让他们保持乐观情绪，培养业余爱好，如绘画、书法、弹琴、听轻音乐等，以陶冶情操，增强战胜疾病的信心。对于痰菌已转阴，身体状况较好的患者，也可参加一些力所能及的工作，这样既锻炼毅力，又有利于康复。

注意补充热量、蛋白质、维生素

老年肺结核患者一般全身器官功能都较差，往往营养不良。在抗结核药物治疗的全过程中，机体的组织再生修复比较缓慢，病程迁延不愈。老年肺结核患者由于疾病消耗，使胃肠功能紊乱，更易引起营养不良。为了维持正常机体生理功能，必须摄入足够的营养素。肺结核病人每天大约需要2400~3000卡热量。结核病人的基础体温约比健康人要高1℃，体内代谢消耗也比健康人多出20%。肺结核病人每天每千克体重需要1.5~2克蛋白质，比正常人需要稍多。优质蛋白质食物以乳类、蛋制品、豆制品、鱼类和瘦肉等为佳。脂肪以植物油为佳。另外，人体60%~70%的热量主要由大米、面粉、玉米、豆类、薯类等食物供给。同时还需补充丰富的维生素A、B、C、D等。纤维素也是重要的营养素，所以病人要经常吃一些新鲜蔬菜和水果。鳗鱼和牡蛎是肺结核病人食疗的佳品。牡蛎中含有磷酸钙，对修复病变的组织有利。修复是指将病变的组织加以吸收和重新弥补的意思。甲鱼肉有促进结核病病变组织吸收和防止钙化的功能。大蒜和百合也是肺结核病人应该经常吃的食物。此外，肺结核病人应该戒烟酒，对于辣椒、生葱、胡椒等刺激性强的食物，病人也不宜多吃。

适当运动

老年肺结核病情稳定后，可适当地参加体育活动，如散步、慢跑、气功、太极拳、保健操等，这样既有利于改善呼吸功能，又能增强体质，促进肺结核病的修复，有利于早日康复。

35问》 老年人慢性肺源性心脏病护理 》

慢性肺源性心脏病简称"肺病"，老年肺心病人病情重，变化大，且机体抵抗力弱，预防肺心病，首先要积极控制慢阻肺、支气管扩张等慢性病因，其次在生活中应注意以下几点

预防感冒

呼吸道感染往往是慢性肺病进展和急性发作的主要原因。注意保暖，避免油烟刺激病人的呼吸道，保持室内空气新鲜，注意通风。帮助病人加强体育锻炼，如慢跑、散步、打太极拳、打乒乓球等，增强机体对外界的适应能力和抵抗力。

戒烟

烟雾会使肺动脉压力升高，加重右心负担，另外还会伤害支气管上皮，从而降低其防御功能，给细菌以可乘之机。

饮食调节

少吃甜食，这是因为过多的糖会增加二氧化碳的生成，加重缺氧。吃优质蛋白，补充适量脂肪；低盐饮食，以免加重水钠潴留，但也不能不吃盐，否则会造成电解质紊乱。

呼吸训练

平时多做腹式呼吸、缩唇呼吸，常年坚持能改善呼吸功能。

防寒训练

从春季开始，每天坚持把双手搓红后，再搓头、面部及四肢，每次10分钟，每日数次，把全身的部位搓红，全年坚持；从夏季开始，每日用手捧凉水冲鼻腔；从秋天开始用凉水洗脸；冬季外出要戴帽子、围巾、口罩，穿厚鞋袜，加强保暖，保持室内适宜温度，注意夜间不要受凉。

长期家庭氧疗

老年人血氧饱和度低于90%时必须长期家庭氧疗，界于91%~95%最好长期家庭氧疗。长期家庭氧疗一般是经鼻导管吸入氧气，流量1.0 ~ 2.0L/分钟，吸氧持续时间段覆盖缺氧时间段，睡眠期间一定要吸氧。长期家庭氧疗要使用氧疗专用的氧气机，而不是普通氧气机。

第七章/ Xinxueguan Xitong Ji Xueye Xitong Jibing Huli
心血管系统及血液系统疾病护理

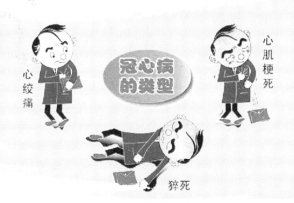

36问 心律失常的症状及其治疗

心跳的频率与节律，心律的起源部位及冲动传导等方面只要有一项异常，称之为心律失常。中老年人多见的冠心病、高血压性心脏病、肺心病及心瓣膜病、心肌炎等是引起心律失常的常见原因。心脏以外的原因如甲状腺功能亢进、洋地黄中毒、低血钾、感染、过劳、情绪激动、烟酒过量、饱餐等均可能成为心律失常的诱因。

心律失常的症状，很多老年人并不典型，有些基本无自觉症状，典型症状一般可分为两类

缺血缺氧症状

如胸闷、憋气、胸部隐痛、全身倦怠无力、头痛眩晕、恶心、呕吐，严重者可有恍惚、步态不稳，甚至昏厥、抽搐。

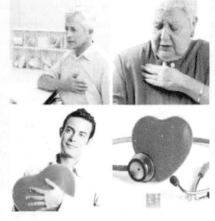

心跳异常感觉

心慌、烦乱、自感心脏突然被揪紧、心脏强烈搏动，伴有难以言述的不适感。自觉心跳异常或测到脉搏有不正常时，应及时到医院就诊。

治疗

较轻的心律不齐、异常，无任何症状者除按病因治疗外，可不做特殊处理。严重的心律失常，就需要在心电图监测下，进行电击转复心律治疗，还可进行导管射频消融术等。一般症状以药物治疗为主，可选用奎尼丁、安他心、利多卡因、慢心律、苯妥英钠、心得安、异搏定、乙胺碘呋酮等口服药物。

37问》**老年冠心病的症状、治疗及护理**》

冠心病是冠状动脉粥样硬化性心脏病的简称，是由于冠状动脉粥样硬化出现狭窄或痉挛造成心肌缺血缺氧引起的心脏病。

冠心病的症状：

老年冠心病表现多种多样，隐性冠心病可无自觉症状，仅在心电图检查时表现为心肌供血不足，或安静时心电图正常，在增加心脏负荷，如作二阶梯运动试验、活动平板试验心电图后显示心肌供血不足。有的表现为心绞痛、心肌梗死、心律失常，严重时出现心脏停搏而死亡。

冠心病的防治

（1）合理膳食，摄入热量不要过高，以维持正常体重为好。提倡饮食清淡，多食蔬菜水果等富含维生素的食品及植物蛋白，如豆类及其制品，老年人即使血脂不高，也应少食含动物脂肪过多的食物，如肥肉、猪油、奶油等。少食含胆固醇高的食物，如动物的肝、肾、脑，鱿鱼，蛋黄，蟹黄，虾等。

（2）适当参加力所能及的体力劳动和体育活动，是防治冠心病的一项积极措施。一定的锻炼能扩张冠状动脉，促进侧支循环形成，从而改善心功能，还可以降低血压、血脂，减少肥胖，达到促进康复，防止冠心病进一步发展的作用。

（3）药物治疗中常用的扩张血管药物为硝酸甘油、复方硝酸甘油、消心痛等，抗血小板凝结的药物常用小剂量的阿司匹林、潘生丁等。

护理

冠心病发病率随年龄增长而增加，40岁以后发病率较高。有些老年人，虽然有动脉硬化，但无任何症状，多在体格检查作心电图时，显示心肌供血不足，或在运动试验时有阳性表现。如早期发现并及时治疗可防止病情继续发展，因此老年人应重视每年的定期体检。对已确诊冠心病的老年人，不管有无症状，均应随身携带冠心病急救盒，以备发病时自救急救用。另外，冠心病患者要调适好心理状态，合理安排工作与生活，避免过劳或情绪激动，切忌大喜、大悲、大怒，要保持乐观愉快的情绪，注意劳逸结合，生活要有规律，保证充足的睡眠。此外还要戒烟戒酒，积极治疗糖尿病、高脂血症、高血压等并发症。最后还要注意如出现晕厥或急性肺水肿时要及时送医。

38问 》 心绞痛的症状、治疗和护理 》

由于冠状动脉狭窄或痉挛，形成冠状动脉供血不足，因心肌暂时急剧缺血缺氧引起的胸痛，称为"心绞痛。"

症状

老年患者多数有胸骨后紧缩压迫感，憋气、闷痛等不典型的疼痛。少数病人可出现压榨性痛或针刺样痛。疼痛部位广泛，可在胸部正中或左侧持续数分钟至半小时，可放射至肩、臂、背部等。有些病人心绞痛在休息时甚至在睡梦中发作。

治疗

（1）尽可能消除产生冠心病的危险因素，如高脂血症、高血压、吸烟、糖尿病、肥胖等。（2）避免诱发因素，如剧烈活动、负重、精神紧张、激动等。（3）药物：血管扩张剂有硝酸甘油、复方硝酸甘油、心痛定、异搏定等。

护理

（1）在任何情况下，当心绞痛发作时，要立即休息，停止活动，把硝酸甘油或心痛定放其舌下含化，通常用药后1~2分钟即可缓解，千万不要惊慌失措。凡已确诊冠心病者，病人身边必备急救药品盒，掌握急救时用药量及方法。（2）如家中备有氧气瓶、氧气枕等，可立即为病人吸氧。（3）如用药后仍不能终止疼痛，疼痛持续时间较长时，应怀疑心肌梗死，要及时送医院住院治疗。（4）初次发作心绞痛后，应全面体检，适当休息和治疗，不可因大意而错过早期治疗的时机。

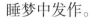 **心肌梗死的症状，治疗和护理**

心肌梗死是冠状动脉闭塞的情况下，心肌因急性严重而持久的缺血缺氧，导致心肌局部坏死的疾病。

症状

疼痛的部位、性质与心绞痛相似或更严重，口服硝酸甘油无效，可持续数小时，甚至1~2天，伴有出冷汗、恶心、呕吐、不安、恐惧等症状。心律失常后24小时以内发生心肌梗死的可能性最大。部分病人可出现心力衰竭，表现为呼吸困难、咳嗽、面部发绀、情绪烦躁，严重时可吐粉红色泡沫痰等。

治疗

发现病人有严重症状时不要搬动，要及时请医生就地抢救，待病情稳定后转入医院治疗。医院通常给予吸氧、止痛以避免心衰、休克、心律失常等情况发生。也可用体外反搏以保护心肌。

护理

（1）卧床休息。原则上主张早期活动，但对有严重并发症和大面积梗塞者，休息时间适当延长。（2）食物以低脂肪，易于消化的为宜。限制食盐的摄入量。不宜过饱。（3）保持大便通畅。（4）为保证休息必要时可适当使用镇静剂。

40问》 高血压的症状与预防 》

高血压是一种发病率较高的常见病、多发病，也是使老年人致残乃至危及生命的重要病因之一。因持续的血压升高，还可能有心、脑、肾、眼底及全身血管病变。医学界对此病因的研究结论尚未明确，一般认为可能与遗传有关，与年龄也有一定关系，40岁以上患病者明显增加。

症状

轻度高血压，无明显症状，只有准确地测量血压才能确定。部分病人出现头痛，高血压引起的头痛常发生在凌晨，白天减轻。也有类似偏头痛的症状出现，也可有头胀、心慌、胸部沉重感、心跳快、气促、耳鸣、眼花、健忘、注意力不集中、失眠、烦闷、乏力、四肢麻木等。如血压长期持续增高，还会并发对心、脑、肾的损伤。

预防

根据临床病例分析，精神紧张、体力活动少的职业是导致血压增高的重要因素，家庭遗传、吸烟、摄入食盐量高、肥胖等也可能与发病有关。研究显示，高血压病虽由多种因素引起，但心理因素对其发病和病情发展都有重要影响，外界长期不良刺激，引发精神紧张、过劳、情绪激动、焦虑、抑郁，都会引起大脑思维活动皮质层功能紊乱。从发病人群看，老年人发病多于中青年人，脑力劳动者多于体力劳动者，城市居民多于农民，有高血压病家族史者多于无家族史者，肥胖者较多，高盐饮食者多于低盐饮食者。对于易发病人群，要定期体检，及早查明原因及早治疗，对于临界性高血压病人和症状不明显者，要早发现早治疗。对已确诊的高血压患者，要及早进行综合治疗，以有效地控制血压，使病情趋向稳定，减少并发症，提高老年人的生活质量。

41 问 》 高血压的治疗与护理 》

治疗

（1）一般措施首先要控制体重，轻度肥胖的高血压病人往往通过减轻体重，血压就可以恢复正常。合理调节饮食，用低脂肪、低胆固醇饮食，食

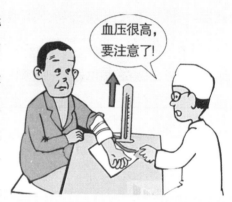

血压很高，要注意了！

盐每日控制在4~6克，注意劳逸结合，保持良好而充足的睡眠，避免过度的脑力和体力负荷。消除紧张情绪，必要时可适当使用少量镇静剂。

（2）经常进行一定的体育锻炼，有助于血压恢复正常。老年人可根据自己的病情及个人爱好，选择适合自己的运动方式，一般可采取散步、慢跑、太极拳、气功、医疗体操、游泳等均可。

（3）药物治疗在开始时应简单适度降压，以后逐渐降压。老年人注意药物剂量应较小，增加剂量时要少而慢。

护理

（1）合理休息。生活、工作、睡眠要有规律，避免过度劳累和精神刺激，注意劳逸结合，保证充足的睡眠。

（2）量力而行。一般轻度高血压病人可照常工作学习，但要避免过劳，尤其当血压较高，并有心、脑、肾等

脏器损伤趋势时应适当休息，切忌突然用力、负重或勉强从事重体力劳动，要防止血压突然升高而发生意外。

（3）调整饮食。高血压病人应进低盐低脂低热量食物，多吃蔬菜水果等富含维生素的饮食。

（4）注意防寒保暖。寒冷刺激会使皮肤毛细血管收缩，易使血压升高，因此高血压病人在冬季要注意衣着保暖。睡前用温水洗脚，有利于睡眠及降压。

（5）戒烟、酒、咖啡等。

（6）保持大便通畅。

（7）适当运动，防止肥胖。

（8）变换体位时要动作缓慢，避免晕厥摔倒。

（9）用药期间观察血压，服用降压药时要注意不良反应等。

42问 风湿性心脏病的症状与防治

急性风湿性心脏病发作后，可产生心脏瓣膜的永久性损伤，瓣膜可出现狭窄及闭锁不全，以心脏二尖瓣部位最常见，其次为主动脉瓣、三尖瓣，有时可为两个瓣膜的联合损伤。

症状

当一个瓣膜损害不严重时，病人可能毫无症状，只在医生体检时听到明显杂音。病情严重时，可表现为呼吸困难（多在劳累后发生）、皮肤青紫、咳嗽、咯血或痰中带血丝、乏力、心慌，严重时可咳粉红色泡沫痰等。

防治

控制和预防风湿病变活动。如控制链球菌感染可用青霉素，旨在预防呼吸道感染，治疗慢性扁桃体炎等。病变已无活动，且全身及心脏功能代谢良好的患者，可照常工作，但要避免从事过度的体力劳动，只可适当活动锻炼。心脏功能不健全者需适当休息，保持低盐饮食，服用利尿剂及血管扩张剂，如心痛定或消心痛等，严重者可用洋地黄等。

43问 》 心力衰竭的护理 》

心力衰竭主要指心脏和心外病变引起心脏负荷过重，使心肌收缩无力，心排血量减少而引起的循环障碍。

护理

适当限制病人参加体力劳动，减少机体耗氧量，使心脏负荷得到调整。积极治疗原发病，控制病情继续发展，减轻心脏的负担，保持情绪稳定，积极预防呼吸道感染，保证病人充足的睡眠等。

急性期护理

（1）重度心力衰竭的病人应连续卧床休息4~6天，避免心肌耗氧增加心脏的负担。

（2）低脂饮食。

（3）记录病人出入水量，观察病人水肿的消长、尿量变化、体重变化。

（4）配合医生进行有效治疗，帮助消除病人的恐惧感，使病人尽量安静。

（5）预防感染。

恢复期的护理

（1）生活规律化。

（2）饮食宜清淡，不宜过咸。

（3）适当限制活动范围。

（4）定期定量规范服药。

（5）保持大便通畅，预防便秘。

（6）预防呼吸道感染，及时治疗感冒，控制感染。

（7）夜间也要观察病情并及时处理。

贫血的症状与治疗

贫血是指单位容积血液中红细胞及血红蛋白均计数低于正常值。

症状

常见症状为脸色苍白、无力、心慌、气短、头昏、耳鸣、食欲差。缺铁性贫血有吞咽困难，溶血性贫血常伴有不同程度的黄疸。

治疗

（1）强调病因治疗，在诊断未明确前切忌滥用补血药。

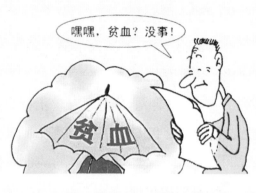

（2）溶血性贫血可用肾上腺皮质激素，切脾。

（3）骨髓造血功能障碍常用丙酸睾酮、康力龙，胎儿肝组织输注及骨髓移植等。

（4）中医中药治疗原则为促脾益肾，滋阴补气。

（5）继发性贫血以治疗原发病为主。

（6）适当休息，增加营养，预防感冒等。

45问》 淋巴瘤的症状及治疗 》

淋巴瘤是原发淋巴结和淋巴组织的恶性肿瘤，病因不明，可能与病毒感染免疫缺陷或发射线损伤有关。

症状

淋巴瘤分为霍奇金淋巴瘤与非霍奇金淋巴瘤两大类。

（1）霍奇金病以浅淋巴结肿大多见，初起为无痛性颈部或锁骨部位淋巴结肿大，肿大的淋巴结会逐渐粘连成块，并向深部淋巴结转移。

（2）非霍奇金病初起见颈部或锁骨上淋巴肿大，但在淋巴结外发病的也不少见。结外病多见于扁桃体、胃肠道、鼻咽部、脾脏等处。非霍奇金病病情进展快，身体会出现一系列症状，如腹痛、腹泻、消化道出血、腹部包块，以及鼻塞、鼻出血、吞咽困难等。

治疗

医学上早期用放射治疗，晚期用联合化疗，常用环磷酰胺、长春新碱、丙卡巴肼、阿霉素等。

第八章 / Xiaohua Xitong Ji Fubu Jibing Huli
消化系统及腹部疾病护理

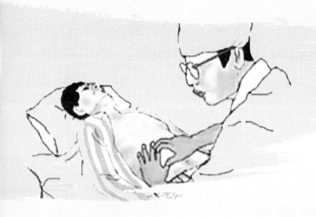

46问 胃下垂病员的护理

对胃下垂病人的饮食护理很重要，要让病人养成良好的饮食习惯。

慢食

细嚼慢咽对胃下垂患者十分必要，细嚼可以使唾液和食物充分混合，有利于消化吸收，慢咽则避免食物在胃里短时间内过度扩张，有利于胃的排空，减轻胃的压力和负荷。

淡食

以清淡食物为主，避免辛辣及刺激性的食物，少食油腻厚重的食物，尽量不要饮用浓茶、咖啡、同时戒烟、戒酒。还要注意不食用过酸、过甜、过咸的食物和水果。

软食

限制脂肪的摄入，尽量不要食用油炸食物，进食蔬菜以菜叶为主，应限制粗纤维如韭菜、芹菜的摄入，但应注意摄入足量的维生素和蛋白质，可食面片、粥、小馒头、鱼类、瘦肉、蛋，以及适量的水果和杂粮。

少食

胃下垂患者消化功能弱，切忌每餐吃过饱，应少食多餐，每日4~6餐为宜，主食不要过多，加餐时可加牛奶、米粥、饼干、豆浆等。

食后休息

饭后应卧床休息30分钟以上，不要"饭后百步走"，更不能饭后剧烈活动，胃内食物因直立和运动增加了胃内的重力，会使胃下垂程度加重，但平时还是要循序渐进地进行体育活动，以助于胃动力和胃张力增强，胃蠕动增加可减轻胃的下垂。

47 急性、慢性胃炎的护理

胃痛的护理

在胃痛发作时可给予胃部局部热敷、按摩或根据医嘱给止痛药物缓解上腹部的疼痛，同时陪伴安慰病人使其精神放松，消除紧张恐惧心理。保持病人的情绪稳定，从而增强病人对疼痛的耐受性。

饮食的护理

急性、慢性胃炎急性发作期的病人可给予无渣、半流质的温热饮食。如伴有少量出血可给予牛奶、米汤以中和胃酸，以利于胃黏膜的修复。对于剧烈呕吐、呕血的病员要禁食，但需静脉输液补充营养。避免食用辛辣、生冷的刺激性食物，注意定时进餐，细嚼慢咽。如胃酸缺乏者可酌情给其吃些酸性食物如山楂、食醋、浓肉汤、鸡汤等。

保持精神愉快、乐观

精神抑郁、情绪低沉、顾虑重重，往往会引起或加重炎症。在进餐时注意力应放在食物上，避免谈及不愉快的事情，也不要在吃饭时训人，因情绪波动造成的紧张会加重胃的负担。

自我按摩

用手掌按摩腹部能促进胃肠的蠕动和排空，使胃肠分泌的功能增强，消化能力提高，而且有解痉止痛作用。

健康指导

要使病人养成良好的生活习惯，注意劳逸结合，避免紧张劳累，保持心情愉快。进食要有规律，避免食用刺激性食物。

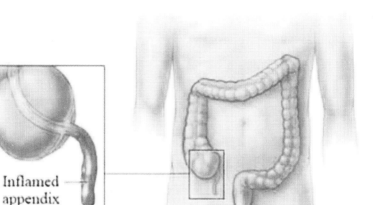

Inflamed
appendix

 阑尾炎的护理 》

症状

一般阑尾炎多发生在春季和秋季，特别是天气转凉时。发病初期症状与胃痛相似，有时还伴有发烧、恶心、呕吐的症状。

治疗

（1）阑尾炎患者饮食平时要注意应以清淡为主，慢性阑尾炎患者要注意避免过度疲劳，保证充足睡眠，精神舒畅，避免机体抵抗力降低以致病变反复。

（2）要注意保持大便通畅，有便秘倾向的患者应从饮食等方面进行调理，还可以进行腹部自我按摩，病情不易改变者可试服通便药物如麻子仁丸、通便灵、果导、番泻叶等，或用开塞露，但以上这些只是暂时措施不可长期依赖。

生活护理

手术后阑尾炎病人饮食应以清淡为主，以下食物应少食用。

（1）化学性刺激食物，如咖啡、浓茶。

（2）机械性刺激食物如炸排骨、蒜苔、韭菜、豆芽。

（3）易产酸食物，如土豆、地瓜、糖醋食物、过甜的点心。

（4）产气多的食物如生葱、葱头等。

（5）生冷食物及食盐食用不宜过多。

饮食

（1）慢性阑尾炎患者饮食应保持清淡，多吃素，少吃荤，多吃软，少吃硬。多食富含纤维的食物，以使大便保持通畅。一般来讲，对于温热性质的动物肉如羊、牛、狗肉应该节制，而葱、姜、蒜、辣椒等辛辣食物也不宜多吃，对于那些具有清热解毒利湿作用的食物，如绿豆、豆芽、苦瓜等可以择而食之。

（2）吃饭要有规律，饭后避免剧烈运动。

脂肪肝的护理 》

脂肪肝是指由于各种原因引起的肝细胞内脂肪堆积过多的病变。脂肪性肝病正严重威胁人们的健康，成为仅次于病毒性肝炎的第二大肝病，已被医学界公认为隐蔽性肝硬化的常见原因。脂肪肝是一种常见的临床现象，而非一种独立的疾病。其临床表现不一，轻者可无症状，重者病情凶猛。一般而言，脂肪肝属可逆性疾病，早期诊断并及时治疗常可恢复正常。

脂肪肝要早发现早治疗，以免更严重。脂肪肝患者护理要特别注意饮食健康。

（1）建议低脂饮食、低胆固醇饮食，戒烟酒，多吃蔬菜，平时一定要注意不要过于劳累，不要吃损害肝的药物。

（2）多喝水，多吃蔬菜水果和低糖饮食，增加蛋白质食物的补充。不吃或少吃动物性脂肪和甜食（包括含糖饮料）。同时可适当选用脱脂牛奶、鸡蛋清、鱼类、虾类等高蛋白低脂肪的食物，以促进肝细胞复原和再生。动物内脏、蛋黄、蟹黄、鱿鱼、沙丁鱼、脑髓、鱼卵等含胆固醇高的食物必须限制食用。

（3）结合食用硒麦芽加五味子的体恒健养肝片，硒麦芽可有效清除和溶解体内多余的脂肪，使肝脏的解毒、分泌、排毒功能大大改善，使损伤的肝细胞得到修复。五味子能加快促进肝脏的排毒功能，从而保护肝脏。平时应该适当地运动促进体内脂肪的消耗。

（4）脂肪肝病人要注意三大营养素合理搭配，即增加蛋白质的摄入量，重视摄入脂肪的质和量，摄入糖类饮食应适量，限制单糖和双糖的摄入。

总之，得了脂肪肝要及早干预，纠正不良的生活习惯，早日恢复健康。

50问 》 胆囊炎、胆结石的护理 》

对胆囊炎、胆结石之类的疾病，我们要有一定的了解。胆囊出现炎症会不断地影响我们的身体健康，一旦胆囊炎出现结石就会出现非常严重的疼痛，这种疼痛是很多患者不能忍受的，所以尽早采取药物以及手术的治疗方法来控制病情非常重要。那么，结石性胆囊炎要怎样护理呢？

饮食

胆囊炎对我们身体的危害是比较严重的，随着病情的不断发展，很多患者会出现非常严重的疼痛，而在日常饮食护理能够有效地降低这种疼痛的程度。患者在饮食当中应该多吃一些高碳水化合物、低脂肪、低胆固醇的食物，千万不要食用油腻胀气的食物。

急性期

急性发作期应禁食，使胆囊得到充分休息，以缓解疼痛。这时如果病情较严重，可从静脉补充营养，也可多饮水，因为饮水可补充钠和钾盐，有利于疾病的治疗。

疼痛缓解后，可根据病情循序渐进地调配饮食

宜吃清淡或低脂肪、低胆固醇、高碳水化合物的流质饮食，如米汤、藕粉、豆浆等食物。病情好转后可食用低脂半流质饮食或低脂少渣的软饭，如豆腐脑、软面条等。

慢性期

慢性胆囊炎病人忌吃高脂肪食物。高脂肪饮食可使胆囊收缩，引起疼痛及加重病情。因此，慢性胆囊炎病人不宜吃肥肉、猪油和油炸类及多油的糕点。

忌食食物

慢性胆囊炎病人忌吃高胆固醇食物。胆固醇含量高的食物，如动物心、肝、脑、肠以及蛋黄、松花蛋、鱼子、巧克力等都不宜食用。还要忌食辛辣刺激性食物。辛辣刺激的调味品，如辣椒、辣油、五香粉、咖喱粉、花椒面以及烟、酒、咖啡、油茶等均有刺激胃酸分泌的作用，胃酸分泌过多可造成胆囊收缩，胆道口括约肌痉挛，使胆汁排出困难而诱发胆绞痛。

胆囊炎、胆囊结石的患者，一定要积极配合医生的治疗工作，因为结石会不断地导致腹部疼痛并影响消化

道功能，如果不及时治疗，病情会不断严重，甚至无法维持正常的日常生活，所以一定要认真接受治疗，争取早日康复。

51问 》 急性、慢性胰腺炎的护理 》

急性、慢性胰腺炎是一种比较常见的疾病。由于人们的饮食不规律，以及饮食结构的变化，使越来越多的人患上胰腺炎。一般而言，急性胰腺炎是由多种病因导致胰酶在胰腺内被激活后引起胰腺组织自身消化、水肿、出血甚至坏死的炎症反应。临床以急性上腹痛、恶心、呕吐、发热和血胰酶增高等为特点。除了积极治疗外，护理措施得当，也是非常重要的。

疼痛护理

（1）评估腹痛的部位、性质及持续时间。

（2）避免衣服过紧，让病人采取舒适的体位，减轻疼痛，保证充足的睡眠。

（3）密切观察腹部情况，了解有无腹肌紧张及疼痛，掌握其程度和范围。

（4）安慰病人，让病人了解腹痛是本病的一种症状，消除恐惧、焦虑情绪。

（5）教会病人放松的技巧，用听音乐、与病人交谈等方式分散注意力，减轻疼痛感觉。

心理指导

（1）慢性胰腺炎一般病程长，很容易使病人认为自己健康状况恶化从而感到紧张、恐惧甚至丧失治疗的信心，亲属和朋友在与病人的交往中，应掌握其心理特点，要多给予病人以鼓励、安慰、开导，尽可能消除病人对疾病的疑虑和恐惧，帮助他们提高与疾病做斗争的勇气和信心。

（2）饮食护理：长期饮酒是引起慢性胰腺炎的主要诱因，虽然绝对并禁酒不能使胰腺病变逆转，但亦应提倡戒酒。即使是一个健康者，也不要长期持续地饮酒，更不要酗酒。慢性胰腺炎病人必须避免暴饮暴食、宜吃高蛋白、高碳水化合物和低脂饮食，饮食应清淡并且富含维生素，提供给病人的膳食应是低脂、高蛋白易消化食品，注意补充维生素，特别是维生素A、D、E、K。

（3）家庭生活护理：合理地安排病人的生活，及时地就医检查治疗，合理安排饮食及合适的娱乐和体育锻炼。急性胰腺炎积极治疗以防止转化为慢性，若并发糖尿病时，应控制碳水化合物的摄入量，在医师指导下同时对糖尿病进行治疗。

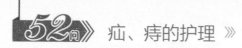

52问》 疝、痔的护理 》

疝气的护理

疝分为腹疝、腹股沟疝和股疝。腹疝是腹腔脏器和组织经腹壁薄弱处向外突出而形成的包块。腹股沟疝发生在腹股沟区的腹外疝。又分为腹股沟斜疝和腹股沟直疝（多发于老年人）。股疝是腹内脏器自股部突出的包块。

治疗疝气关键有两个方面：一是在治疗上选择一种对症的治疗方法；二是在治病的过程当中一定要选择一种正确的护理方法进行日常护理。老年患者在出现疝气时，尽早发现尽早到医院治疗，因为老年人疝气长期不治会影响老年人的身心健康，给老年人生活带来极大不便，不仅影响到自己，还会影响到家人，以下为老年人疝气手术后的护理方法。

（1）出院后请保持伤口清洁，并遵照医师指示回医院复诊；出院后若发现伤口红肿热痛，分泌物流出，有异味或出血现象，请尽速返诊治疗。让病人在床上平躺有利于早日恢复健康。

（2）通常情况下，术后若无特殊状况，一两天内即可以出院，在家休养。如果老人疝气术后发现有疼痛，坠胀或者包块出现，要早回医院检查以防止复发或出现其他异常现象。

痔疮的护理

痔或痔核是直肠下端黏膜下痔静脉的腐血和屈曲而形成的静脉团块。痔静脉回流受阻，使直肠腔内压力增高，影响静脉回流，见于妊娠、慢性便秘患者等。从肛门外面能看到的称为外痔，位于肛门内用普通方法看不见的痔核，称为内痔。二者均有的称混合痔。

（1）痔疮多因上火、便秘，不良的生活习惯等因素诱发。在治疗上建议外用痔疮膏进行治疗较好，同时要多吃瓜果蔬菜补充维生素，不要食用辛辣食物，保持大便通畅。

（2）平时应多做锻炼，户外运动或者是体育锻炼可以有效促进肠胃的蠕动，经常常进行提肛运动，有意无意收缩肛门，最好每天进行两次。提肛运动的方法：全身放松，臀部及大腿用力夹紧，配合吸气，将肛门向上收提，稍闭一下气，然后呼气，全身放松，每次做5遍，长期坚持，可以有效预防痔疮。

（3）便后一定要保持肛门部位的清洁，养成良好的卫生习惯，避免肛门处受伤害引起感染。平时多注意个人卫生，内裤勤换每天坐浴，可以促进肛门周围血液的循环，有效预防痔疮。

第九章 / Shenjing Xitong Jibing De Huli
神经系统疾病的护理

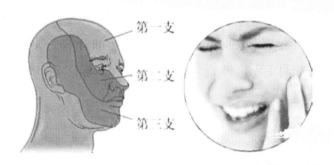

53 问 》 老年人三叉神经痛的护理 》

三叉神经的疼痛让人难以忍受，而生活中不良的生活习惯及精神因素可诱发三叉神经痛。患者在生活中要注意以下八点：

（1）树立战胜疾病的信心，积极配合医生治疗。

（2）保持心情舒畅，切忌冲动、生气、抑郁寡欢。

（3）生活、饮食要有规律，保证足够的睡眠和休息，避免过度劳累。

（4）适当参加体育运动，锻炼身体，增强体质。

（5）面部动作要轻而慢，防止一切诱发疼痛的因素，如洗脸、刷牙等，尽量避免刺激扳击点（亦称触发点）。

（6）寒冷天气注意保暖，避免冷风直接吹到面部，不用太冷、太热的水洗脸。

（7）加强营养，饮食宜选择质软、易嚼食物。因咀嚼诱发疼痛的患者，则要进食流质，切不可吃油炸物、刺激性食物、海鲜产品以及热性食物，以免诱发疼痛。刺激性食物包括海产品、巧克力、啤酒、咖啡等，另外橘子和西红柿等果蔬也会导致颅脑血管舒缩功能失调，引发三叉神经痛。

（8）坚持治疗，不要随便停药，以求根治。

54问 》 脑出血（又称脑溢血或中风）的护理 》

对脑溢血病人加强护理极为重要。如果突然出现剧烈头疼、头晕且伴恶心、呕吐，手、脚活动不利或突然间不能说话、神志不清、大小便失禁、血压升高等一个或多个症状时，就可能发生了脑溢血。

（1）对脑出血病人的护理需要注意的因素很多，患者需要一个安静、舒适的环境，特别是发病两周内，应尽量减少探望，使其保持平和、稳定的情绪，避免受各种不良情绪影响。

（2）卧床休息两周，不必过分紧张，头部可轻轻向左右转动，应避免过度搬动或抬高头部，四肢可进行小幅度翻动，每两小时一次。大小便须在床上进行，不可自行下床解便，以防再次出血的意外发生。

（3）有些病人会出现烦躁不安的躁动症状。对这样的病人我们须采取约束带、加床档等保护措施，这样可防止病人自行拔除输液管或胃管及发生坠床等不必要的意外。一旦病人病情稳定，不再烦躁，就立即撤除对其躯体的约束，但床档还需时时加护，特别是对用气垫床的病人，更需要严防其坠床。

（4）有些病人在治疗过程中还会出现不同程度的头疼，头部胀痛、针刺痛、剧烈疼痛，这是最常见的症状。医生会予以合理的治疗。随着病情的好转，头疼会逐渐减轻直至消失，因此患者不必过度紧张，要学会分散注意力。如在治疗过程中仍痛得厉害，无法忍受时要及时通知医生，以便采取更有效的治疗方法。

（5）老年病人心脑血管老化、脆化程度高，季节变化更易诱发此病。长期卧床易致肺部感染，痰多不易咳出，药物祛痰的同时要加强翻身、拍背，使痰液松动咳出，减轻肺部感染。无力咳痰者，积极配合采取吸痰措施。

（6）长期卧床，皮肤受压超过2小时，易产生褥疮，应加强翻身，按摩受压处，保持皮肤清洁干燥。将患者肢体放置成可维持正常功能的体位，防止产生畸形。

（7）饮食：采用营养丰富、低脂、清淡的软食。如鸡蛋、豆制品等。对进食困难者，可将其头偏向一侧喂食，速度要慢，避免交谈，防止呛咳、窒息。

（8）保持大便通畅，可食用香蕉、蜂蜜，多进水，适度翻身，按摩腹部，减少便秘发生。病人数天未解便或排便不畅时，可使用缓泄剂，诱导排便。忌用力屏气排便，防止再次脑出血。

（9）恢复期据医嘱摇高床头10°~15°，根据患者适应程度逐渐摇高床头直至半卧位，每天30分钟、每次1~2小时不等。

（10）高血压是本病的常见诱因。服用降压药物要按时定量，不随意增减药量，避免因血压骤升骤降加重病情。

（11）出院后定期门诊随访，监测血压、血脂等指标，适当作体育活动，如散步、打太极拳等。

（12）脑溢血病人除需药物治疗外，合理调配饮食对康复也具有重要作用。病人病情如已稳定，但有不同程度的意识障碍、吞咽困难时，应采用鼻饮食方法，将易消化的流汁状饮食，如浓米汤、豆浆、牛奶、新鲜蔬菜汁、果汁等分次灌入鼻腔，或分5~6次灌入混合奶1000~2000毫升，灌入食物不宜过热过冷，以37℃~39℃为宜。

55 问 》 老年性痴呆症的护理 》

老年性痴呆是进行性精神衰退性疾病，病因尚不明确，可能与遗传有关。

（1）在日常护理上，应该合理安排患者有规律的生活，要求患者按时起床、就寝和进餐，使之生活有规律接近正常人。

（2）在自理能力上，应保证患者在卫生、饮食、大小便、起居等日常行为上保持一定的自理能力，这对缓解病情上有一定的帮助。

（3）痴呆老人外出后常不识归家之路，因此要备一张小卡片放在老人衣袋中，卡片上写明本人系痴呆老人，同时写上家人的联系方式及家庭住址，便于好心人与家庭取得联系。

（4）痴呆老人辨别能力差，常爱将废纸、脏塑料袋视为珍品收藏，使家中脏乱不堪。对此，家属不必与患者论理，只需偷偷扔掉。痴呆老人记忆差，你扔掉的物品，他是未必能回忆起来的。贵重物品要藏好，免得老人取出后扔掉或被人轻易骗去。

（5）卫生方面，应保持患者的个人卫生，包括皮肤、头发、指甲、口腔等方面的卫生。要求其早晚刷牙、洗脸，勤剪指甲，定期洗头、洗澡，勤换内衣、被褥。根据天气变化及时为其添减衣被，居室常开窗换气，常晒被褥。长期卧床者要定时为其翻身、拍背，预防生褥疮。

（6）饮食方面，由于患者多数因缺乏食欲而少食甚至拒食，造成营养不良。家人要合理安排患者的饮食，一日三餐应做到定量、定时。对轻中度患者可鼓励其自行缓慢进食，若吃鱼虾，应将鱼刺取出，虾壳剥掉，防止卡咽；对重度痴呆患者应根据病情选择合适体位缓慢喂食。若患者拒食，家属不应勉强，可以转移其注意力后再劝食。

（7）心理状态、身体活动上，在白天可尽量让患者进行一些有益于身心健康的活动，如养花、养鱼、画画、散步、打太极拳、编织等，也可读报、听广播，选择性看一些娱乐性节目（忌看恐怖、惊险及伤感的节目），多与老年人交流，使他充分感受到生活的乐趣，保持轻松、愉快的心情。

（8）痴呆老人的睡眠常日夜颠倒，影响家人睡眠和工作，晚上可给老人服"安定"片助眠。

（9）不要让老人饮酒、吸烟、喝浓茶、喝咖啡，以免影响睡眠质量。

第十章 / *Neifenmi Ji Daixiexing Jibing He Mianyixing Jibing De Huli* 内分泌及代谢性疾病和免疫性疾病的护理

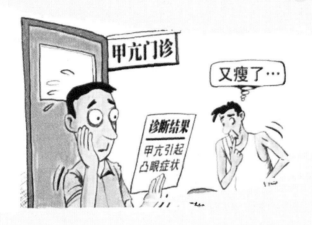

*56*问 >> 甲状腺功能亢进症的症状、治疗及护理 >>

内分泌及代谢性疾病也称为甲亢，是因甲状腺素分泌过多所致的疾病。病因尚未完全明确，可能与感染、创伤、自身免疫、遗传、精神因素等有关。

症状

起病缓，早期可有激动、乏力、多汗、心悸、失眠、怕热、食欲亢进等。女性有闭经，男性有阳痿表现。病期稍久即消瘦明显，老年病人可无食欲亢进，激动多汗，而突出表现为消瘦乏力。颈部甲状腺呈弥漫性对称性肿大，随吞咽上下移动，在甲状腺部位触及可有震颤感。少数病人有突眼表现等。

治疗与护理

消除紧张，避免刺激和情绪波动，必要时用镇静剂。饮食宜注意补充热量及维生素B。抗甲亢药有甲硫氧嘧啶、丙硫氧嘧啶等，辅助药物如心得安等，其他手段还有放射性核素治疗、手术治疗等。

57问 老年糖尿病的症状和治疗

糖尿病病因目前尚未完全阐明，可能由于胰岛素相对或绝对缺乏，导致糖、蛋白质、脂肪代谢紊乱而引发疾病。原发性糖尿病多与遗传、自身免疫、肥胖等有关。继发性见于胰腺炎、胰腺肿瘤、内分泌疾病等，大多数病人见于40岁以上中老年人，约占总患病人数的75%。

症状

突出表现在"三多一少"，即多饮、多食、多尿，体重下降。但大多表现不典型，有时伴皮肤瘙痒、男性阳痿、女性月经失调。医学上按对胰岛素依赖与否，分为胰岛素依赖型（Ⅰ型）和非胰岛素依赖型（Ⅱ型）。

治疗

（1）一般治疗。要同时预防感冒，保持情绪乐观，坚持饮食治疗及药物治疗。适当进行体育锻炼，合理生活作息，体育活动可增加葡萄糖代谢。饮食治疗对病情轻的病人是很有效的治疗。饮食活动主要是要减少碳水化合物量，增加蛋白质和植物油，使病人体重下降到低于标准体重的5%左右，从而减少对药物的依靠。

（2）药物治疗。有磺胺类药可刺激胰岛素细胞释放胰岛素。双脲类药可加强糖的利用及抑制糖的吸收。其他治疗不能控制病情时，应用胰岛素补充疗法，糖尿病人常并发冠心病、肾病、高血压、神经痛、视网膜水肿、疖肿等疾病，对并发症也应作相应的治疗。

58问 》糖尿病的护理与饮食疗法 》

糖尿病是一种遗传倾向明显的常见内分泌代谢紊乱疾病。是老年人最常见的疾病之一。糖尿病的患病率随年龄增加而增高，尤以50岁后明显，60~70岁达到高峰。由于糖尿病是一种终身疾病，病人及家属必须学习糖尿病的治疗与护理知识。

饮食疗法

它是治疗糖尿病的重要一环，相当一部分老年人通过控制饮食达到了控制病情的目的。控制饮食的原则既不能过分限制，又不能毫无限制，是一项长期的治疗手段，并且要长期坚持。

体育疗法

在身体条件许可的情况下，进行适当的运动，以促进

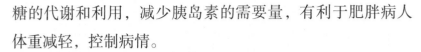

糖的代谢和利用，减少胰岛素的需要量，有利于肥胖病人体重减轻，控制病情。

胰岛素疗法

当病人用口服降糖药物不易控制，出现酮症酸中毒、消瘦显著、化脓性感染或将进行外科手术或有创伤的情况下，都需要采取胰岛素治疗。

防止糖尿病并发症的护理

由于糖尿病病人有糖、蛋白质、脂肪方面的代谢障碍，病人的抵抗力降低，给细菌生长以可乘之机，容易发生各种感染，如化脓性皮肤疖肿、肺部感染、尿路感染、霉菌感染、体癣、外阴瘙痒等。所以应采取预防措施，注意个人卫生。应经常洗澡，保持皮肤清洁，定时更换衣物，防止皮肤抓破及各种外伤。预防褥疮（压疮）及其他皮肤继发感染。糖尿病易并发冠心病、脑血管出血等意外，其中以脑梗死为多见。周围血管病，多表现为糖尿病足，症状为足背动脉搏动消失，末端温度低，足冷，间歇跛行或夜间休息时脚痛，缺血严重时呈刀割样痛，抬脚后患肢端皮肤苍白，发绀，一旦感染，患处极易缺血坏死，要及时治疗。酮症酸中毒也是糖尿病的严重急性并发症，多因感染引起，也可由各种精神创伤、饥饿疲劳、糖尿病未得到控制或因停药引起。糖尿病合并肾病，表现为有蛋白尿等。糖尿病的并发症很多且较严重，严重地威胁到病人生命。提高病人的生活质量，最好的防范措施就是认真控制血糖，运用好三大治疗法宝：饮食控制、运动疗法、药物治疗。病人和家属要充分认识到治疗的重要性，牢记预防为主的原则，提高自我防病意识，定期全面体检，积极治疗，真正做到有病早治、无病早防。

59问 》 老年肥胖病的症状、治疗与护理 》

肥胖症是指热量摄入多于人体消耗，而以脂肪形式积存，体重超过标准20%以上的病理性表现。超过标准10%，称为超重。肥胖病分为单纯性和继发性两种，前者

肥胖症健康风险

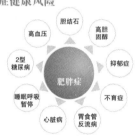

病因不明，后者见于内分泌疾病。饮食过多，活动过少是肥胖病的直接病因。此外，遗传、脂肪代谢紊乱等因素也会导致发病。

症状

按肥胖程度分为轻度（体重超标20%~30%）、中度（体重超标30%~50%）、重度（体重超标50%以上）。重度肥胖可有气短、换气困难、多汗、怕热、腹胀、便秘等明显症状。肥胖病人常伴有高血压、脂肪肝、胆石症、高脂血症及痛风等病症。

治疗及护理

（1）限制进食量，每日总热量限于1200卡以下，多食蔬菜，但要保证每日食物中蛋白质不少于1克。

（2）抑制食欲药物可用苯丙胺。

（3）提高脂肪代谢药用甲状腺素。

（4）重度肥胖病人可采用间断饥饿疗法，但需注意长期饥饿可导致酮症酸中毒。

（5）单纯性肥胖病的治疗不能依靠药物，要以适当控制饮食和运动疗法为主，继发性以病因治疗为主。

 高血脂症的症状与分型 》

高血脂是指血浆中脂质含量超出正常水平。血脂包括胆固醇、甘油三酯、磷脂和游离脂肪酸。游离脂肪酸和白蛋白结合，胆固醇、甘油三酯和磷脂则与不同的载脂蛋白结合成脂蛋白。原发性高脂血症与遗传有关，由于脂质和脂蛋白代谢有先天性缺陷，继发性高脂血症见于糖尿病、肝病、肾病、甲状腺病及慢性酒精中毒等。

症状与分型

（1）Ⅰ型是高乳腐微粒血症，属遗传性疾病，较少见。病人血清静置后上层呈奶油样，本型甘油三酯含量显著增加，胆固醇含量正常或轻度增加。

（2）Ⅱ型是高卢脂蛋白血症，分为Ⅱα（血清外观澄清，胆固醇含量增加，甘油三酯含量正常）、Ⅱp（血清外观澄清或稍浑浊，血清胆固醇和甘油三酯含量均增加）两类。Ⅱ型亦遗传性疾病，有皮肤黄斑瘤，冠心病发病率高，且常并发糖尿病。

（3）Ⅲ型为隐性遗传性疾病，为异常卢脂蛋白血症病人，血清外观混浊，甘油三酯和胆固醇增高，常并发冠心病、中风、皮肤黄斑瘤。

（4）Ⅳ型为高前脂蛋白血症，血清外观澄清或完全浑浊，澄清与否主要视甘油三酯含量而定，胆固醇正常或增高，甘油三酯增高。

（5）Ⅴ型为高前卢脂蛋白血症及乳糜微粒血症，血清胆固醇和甘油三酯均增加。

治疗

因高脂血症病因复杂，需要针对不同类型在医师的指导下用药。

61问 痛风的病因、症状

痛风是由于体内尿酸合成过多或排泄减少，使体内血尿酸浓度超过正常水平所引起的疾病。

病因

（1）摄入蛋白质食物过多，核酸代谢旺盛，使尿酸来源增加。

（2）原发性高尿酸血症是体内氨基酸、磷酸、核糖等合成增多，其发病多与遗传有关。

（3）继发性高尿酸血症见于恶性肿瘤，如白血病、淋巴瘤等，尤其在化疗之后瘤细胞被大量破坏，使核酸代谢增加。

症状

多见于男性体重超标者，初起仅血尿酸增高，无症状可历时较久，常于精神紧张、酗酒、外伤、过劳等状况后发病。多在夜间突然发作，多见于拇指的趾关节红肿疼痛。痛甚剧，其次为踝关节。常伴发热，历时1~2周后缓解，后会复发。多次反复发作可致关节破坏、畸形，活动受限，内含白色尿酸钠结晶。在耳、跖趾、指尖等出有痛风结石呈小结节状，病人易并发结石。出现血尿症状且脚痛反复发作可致慢性肾功能不全。

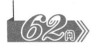 痛风的诊断、治疗、护理 》

痛风的诊断

查血尿酸超过415微摩尔/升（7毫升/分升），X线透视显示局部骨质缺损。如在早期诊断有困难时可用秋水仙碱作诊断性治疗，如用药后疗效显著，可明确诊断。此外，皮下结节检出尿结晶，亦可诊断。

治疗

秋水仙碱对急性痛风有抗炎作用，保泰松、消炎痛均有相似作用。在急性炎症缓解后可用尿酸合成抑制剂，如别嘌呤醇，或用尿酸排泄药，如丙磺舒，但有些药对磺胺过敏者忌用。

护理

平时宜注意预防外伤、过劳、酗酒及紧张等诱因产生。多饮水增加尿酸排泄。在急性发作期应卧床休息，饮食上限制嘌呤含量高的食物摄入，如动物内脏，沙丁鱼等，脂肪会阻碍尿酸排泄，也应限制摄入量。

63问》 老年性骨质疏松症的症状、治疗、护理 》

老年人，尤其是绝经后的妇女到一定年龄均会自然出现骨质疏松，一般的女性较男性表现严重，女性发病率高于男性。骨质疏松的发病原因尚不明确，一般认为与性激素分泌减少有关，因钙吸收不足引起钙化代谢负平衡。此外，老年人活动量减少、肌肉缺乏锻炼、骨内血循环减少，可引起骨质内矿物质减少。另一个因素是老年人室外活动少、见日光少、进食量少，可能有不同程度的维生素D缺乏症，致使钙质吸收量少，而发生骨质疏松。

症状

全身出现酸痛，以腰背部为明显，逐渐加重，甚至卧床不起，即使受轻微的外伤也可能发生骨折，常见类型是椎体压缩性骨折。

治疗

药物治疗可采用维生素D、乳酸钙或葡萄糖酸钙内服，近年有采用小剂量氟化钠和双磷酸盐进行治疗的方法，但氟在体内蓄积到一定程度会引起慢性中毒，故需在医生的指导下服用，绝经期妇女可用雌激素尼尔雌醇治疗，男性可用睾酮治疗。

护理

老年人要适当运动，适量室外体育锻炼对维护骨质致密度有利。多吃乳制品、鱼，多喝骨头汤等补充钙质。已发现有骨质疏松，要防止跌倒，不要肩负重物或手提重物，以防发生骨折。

64问 系统性红斑狼疮的症状、治疗及护理

本病是非特异性炎症，炎症会侵犯多脏器，使免疫功能紊乱而发病，临床表现为复杂的自身免疫性疾病，病因不明，可能与遗传、药物、感染、物理因素、内分泌失调、精神紧张、创伤等有关。

症状

一般起病缓慢，按症状分为盘状红斑狼疮与系统性红斑狼疮两种，前者可向后者转变。

（1）盘状红斑狼疮以皮肤红斑为主要表现，多见于面部、头部。红斑上有鳞屑，面积会逐渐增大，有灼热感，

瘙痒；两侧颧颊皮损连接成蝶形，伴有口腔溃疡，偶有斑秃。在晒太阳或劳累后皮损加剧，本型约有5%病例会变成系统性红斑狼疮。

（2）系统性红斑狼疮多见于年轻女性，发病可急可缓。主要症状有发热、头痛、乏力、面部蝶形红斑、皮下结节、四肢关节游走性疼痛。反复发作后可致手指关节畸形，伴有多脏器损害，其中以肾脏损害最常见，有蛋白尿、水肿、高血压；此外，会产生心肌炎、心包炎、胸膜炎、口腔溃疡、胃溃疡、末梢神经炎、结膜炎等全身脏器损害等严重后果。

治疗及护理

（1）解除顾虑，保持心情乐观。忌酒、忌烈日下暴晒，防止感冒及过劳，注意休息。

（2）对盘状红斑狼疮和系统性红斑狼疮辨证施治，在医生指导下内服药品、外搽药物。

（3）采用血浆交替疗法，除去特异性自身抗体。

类风湿关节炎的症状及治疗 》

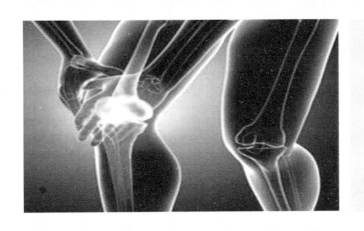

类风湿关节炎是慢性、对称性、多发性以小关节病变为主的全身性、自身免疫性疾病。

症状

以手指、腕、踝关节的滑膜炎为基本病变，关节红肿热痛，晨僵明显，活动受限，同时其他各关节受限轻；晚期出现关节畸形，伴骨肌萎缩，活动功能丧失。少数在关节隆突处有皮下结节。炎症除直接作用关节外，尚可侵害心包、胸膜、结膜等全身组织，还伴有发热、多汗、乏力等症状。

治疗

（1）药物治疗。在医生的指导下，针对症状和病情，采用肾上腺皮质激素、非激素类抗炎药、青霉胺及氯喹、免疫抑制剂等药物。

（2）其他治疗。有理疗、矿泉浴、泥疗等。

第十一章 /Miniao Shengzhi Xitong Jibing De Huli 泌尿生殖系统疾病的护理

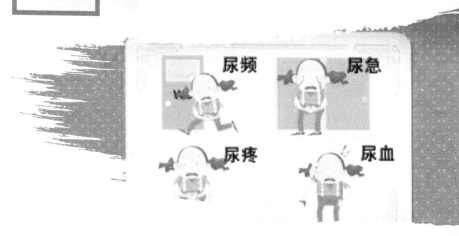

 肾炎的护理 》

肾炎分为急性肾炎和慢性肾炎。原因尚不清楚，但感染是常见的原因。慢性肾炎一部分是急性肾炎未经彻底治疗而演变为慢性肾炎，但大多数慢性肾炎患者没有急性肾炎的病史。

心理护理

主要是做好情绪调节。

饮食护理

（1）低盐饮食。用盐量保持在6g/日以下，如病情严重且伴有水肿、高血压时，限盐2g/日以下，尿少时减少液体补给量，每日摄入液体1200~1500ml。

（2）优质高蛋白饮食。以动物蛋白为主。

（3）限制高脂肪饮食。

用药护理

不用对肾脏有损害的药物，控制高血压疾病，防止肾损害加重。

基础护理

注意休息、适当锻炼、劳逸结合，稳定期可适当工作、避免劳累及重体力劳动。

预防感染

做好空气消毒、居室经常通风换气。

注意观察

居家时注意观察水肿消失及出现情况，观察全身水肿征象。定期检查尿液，观察有无尿毒症，定期测量体重，记录尿量变化情况。

67问》 前列腺增生的护理 》

前列腺肥大又称前列腺增生，以男性老年人为常见，易在55岁后发生。由性激素平衡失调引起，前列腺肥大不压迫尿道时可全无症状，对健康亦无影响。

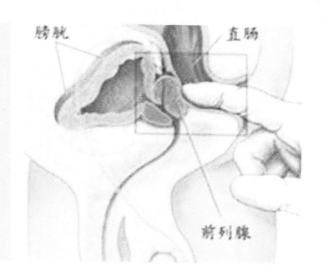

生活护理

注意防寒、不可过度劳累、保证睡眠充足，预防感冒和上呼吸道感染。绝对忌酒、少食辛辣刺激性食物。白天适量饮水，不可憋尿，做到有尿就排，预防泌尿系统感染。加强锻炼，多进行户外活动，改善局部血液循环。

安置导尿管护理

（1）每日清洁尿道外口，碘伏消毒，每日冲洗膀胱，定时更换尿袋（1次/周）、导尿管（1次/月）。安置期间保护膀胱功能，定时放尿。

（2）留置导尿管期间，注意观察记录尿液颜色、数量、性质。如有明显异常，及时送医院就医。

（3）如发现导尿管通畅而有尿液从导尿管周围渗出，说明膀胱颈部梗阻减轻，可试行拔管。

 前列腺炎的护理 》

（1）多饮水，不憋尿。

（2）防止受寒，洗温水澡。

（3）加强锻炼，心情放松。

（4）注意性卫生，节制性生活。

 肾肿瘤的护理 》

饮食指导

多进食高营养、易消化的清淡饮食、低盐低脂肪食物。

心理指导

与病人多沟通，给予情感支持，满足病人身心需要，鼓励其树立战胜疾病信念，为进一步治疗做好充分准备。

测量

正确测量每天的出入量、体重减轻未受解水肿情况，抬高患侧肢体，促进血液循环。

环境

创造温馨、舒适、安静的环境。开窗通风、预防感染、适量活动。

用药

严格选用对肾脏副作用小的药物，缓解疼痛，提升生活质量。

 泌尿系统感染、结石的护理 》

一般护理

一般护理首先要做到合理休息。同时加强锻炼，坚持慢跑和散步。

饮食护理

饮食护理要注意食用高蛋白、高维生素和易消化的清淡饮食，禁食胆固醇高的食物，少食含草酸的高钙食物。鼓励病人多饮水，每天饮水量要大于2000ml，尿量在1500ml以上。

病情观察

密切观察病人体温、脉搏、尿量、尿液性状等的变化。如系结石，要密切观察病人疼痛部位、性质、程度。

心理护理

帮助病人克服急躁情绪、保持乐观心态，缓解焦虑、恐惧心理，树立战胜疾病的信心。

71 问 >> 肾功能衰竭护理 >>

肾功能衰竭分为急性肾功能衰竭和慢性肾功能衰竭。急性肾功能衰竭是指某些原因造成损伤，在短时间内肾功能急剧下降而出现一系列症状。慢性肾功能衰竭是多种慢性肾脏疾病晚期，不能保持肾脏的基本功能而出现的一系列失调现象。慢性肾炎为主要原因，其他如肾盂肾炎、肾动脉硬化、糖尿病、系统性红斑狼疮等。

（1）饮食调节：食用优质低蛋白、低脂肪、低盐易消化食物。

（2）注意休息，避免劳累，避免受凉。

（3）防止上呼吸道及泌尿系统感染。

（4）控制血压，减少蛋白质流失。

第十二章 / Gu Guanjie Jibing Huli / 骨、关节疾病护理

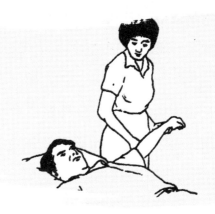

 >> 肩关节周围炎护理 >>

肢位的摆放

一般取健侧卧位，在患者胸前放置普通木棉枕，将患肢放置上面。患侧卧位时在患侧肩下放置一薄枕使肩关节呈水平位，这可使肌肉、韧带及关节获得最大限度的放松与休息。避免俯卧位，因为俯卧位既不利于保持颈、肩部的平衡及生理曲度，又影响呼吸道的通畅。

缓解疼痛

疼痛较重时可服用消炎镇痛或舒筋活血药物，也可外

用止痛喷雾剂、红花油等。适当物理治疗可改善血液循环，消除肌肉痉挛，防止关节粘连，并有一定的止痛作用。

对功能障碍者指导功能锻炼

做下垂摆动练习、上肢无痛或轻痛范围内的功能练习等。

配合手法松动治疗护理

肩关节松动术可改善血液循环、减轻肌痉挛、松解关节粘连等。治疗时嘱咐患者全身完全放松，实施者抓握和推动关节，切忌手法粗暴引起患者疼痛，避免出现骨折、脱臼等现象。治疗结束应指导患者立即进行活动，否则不能达到预期效果。

保护肩关节

在同一体位下避免患侧肩长时间承受关节负荷，维持良好姿势以减轻对患肩的挤压，维持足够关节活动范围的肌力训练，在疼痛时要注意使肩关节局部得到休息，防止过多的运动，在疼痛减轻时要尽量使用患侧进行ADL技能的训练。

预防措施

劳逸结合，保护关节不受风寒，注意夏季夜晚不要露宿，防止肩关节长时间受冷风吹袭。肩关节损伤后要及时治疗以免留后遗症。老年人应每日坚持各种体育锻炼，如保健体操、太极拳等。

社区康复护理指导

如锻炼爬墙、划圈、拉轮、作梳头动作、屈肘甩手、展翅站立牵拉、头枕双手、旋肩等。

 骨关节炎的护理 》

诊断明确

在病人可承受的情况下，尽可能活动膝关节，以免发生关节僵硬，可更好地保持关节活动范围。蹲下起立活动，每日3次，每次10分钟。可做医疗体操、健美操、打拳等，经锻炼后症状可减轻。

物理治疗

蜡疗、热敷、按摩、针灸等有一定的效果。局部也可以用红花油擦剂、扶他林乳剂等治疗。若疼痛明显，还可以做封闭治疗，但必须到医院治疗，以免引起感染。

疼痛明显

可服用布洛芬、氨糖美辛等药消炎止痛。但不要服激素，药量应按医生要求服用。

症状严重

影响关节功能时，可考虑手术，做人工膝置换术。但做手术应特别慎重，多咨询医生意见，由医生决定是否手术。

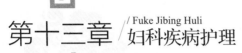

妇科疾病护理

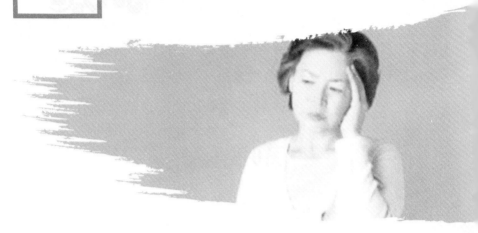

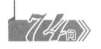　外阴炎、阴道炎的护理 》

外阴炎

是一种常见的妇科炎症，发病率非常高，若不及时治疗，很可能危及女性的自身健康，但由于此病症状轻微，许多女性朋友都希望在家中自己进行药物或者护理治疗。因此，在日常生活中应注意个人卫生，保持外阴干燥、清洁，勤换内衣内裤，并且用煮沸的开水对衣物进行消毒，从而做到早预防早治疗，避免妇科疾病发生，做个健康女人。

阴道炎的护理

（1）运动调理。加强锻炼、增强体质、多晒太阳、进行有氧运动等，减少细菌感染和生长繁殖的机会。

（2）精神护理。积极乐观的精神状态是抵御疾病的最好方法，平日应学会适当减压，学会倾诉，不要积累不良情绪，不给疾病提供可乘之机。

（3）饮食护理。富含抗氧化剂的食物利于增强机体免疫力，抗感染。如维生素A、维生素C、维生素E，以及微量元素锌、铁、镁、硒等都是抗氧化物，还有葡萄、柿子椒、苦瓜、西红柿和花椰菜等食物，姜黄和银杏等草药中含有生物类黄酮、番茄红素等，具有非常强的抗氧化作用。肉桂和蒜汁两种食物能对抗感染，杀死造成尿道感染的白色念珠菌。

（4）卫生护理

1）注意个人卫生、保持外阴清洁干燥；

2）ph4弱酸配方的女性护理液适合日常的清洁保养。

3）勤洗换内裤，不与他人共用浴巾、浴盆，不穿尼龙类化纤织品的内裤。

4）患病期间用过的浴巾、内裤等均应煮沸消毒。

75 更年期综合征的护理 》

女性更年期护理的方法

有更年期综合征的女性常常会感到心烦、焦虑，还经常失眠，对她们身体以及心理都会有很大的影响，但是更年期是每个女性都要经历的，所以必须做好护理工作。

（1）加强营养，多做户外运动，更年期是身体老化的一个标志，所以必须多补充营养，多锻炼身体，同时保证良好的睡眠，一般症状轻者即可缓解。

（2）家人要帮助更年期人士度过这个时期，应给予更年期女性同情、安慰和鼓励。不要在这个时期和她们斤斤计较，给予她们理解与关心。原谅她们的坏脾气，并给予她们鼓励。

（3）正确面对更年期也是更年期综合征的常见治疗方法。女性要认识到这是一个正常生理过程，不要有任何恐惧与忧虑。更年期的妇女要以乐观积极的态度对待老年的来临，这有利于预防更年期综合征的发生。

（4）给自己营造一份快乐。虽然更年期会有诸多不适，但依然可以让自己过得快乐。参加一些集体活动，多与同龄人交流，参加户外活动，出去旅游等，可以开阔视野，获得愉快的心情，让人忘记很多烦恼。

保持一份积极乐观的心态是远离各种疾病的首要条件，对于进入更年期的女性来说，心态就显得尤为重要。

同时还要注意自己日常饮食的健康，面对疾病不要害怕、不要焦虑、多锻炼、多交流，就能够远离更年期综合征的困扰。

许多人可能不知道男性同女性一样也会有更年期，而多数人容易由于对于男性更年期不了解而疏于护理，那么男性更年期会有哪些症状呢？有什么比较好的护理方法呢？下面为大家介绍男性更年期的有效护理方法，供大家了解。

男性更年期的护理方法

（1）以静制动：进入更年期的男性，应该学习掌握一些更年期常识，了解自己生理和心理的变化。懂得如何应对更年期出现的各种症状，才能理智地控制好自己的情绪，从而保持男性更年期心理健康。

（2）心理宣泄：当因为工作或者生活问题产生不良情绪时，不要闷在心里，而应想办法宣泄出来。一是自我劝导、自我解脱，如换个角度思考问题；二是借助他人进行情绪"释放"，如找家人或朋友聊天，或咨询专业心理医生。将不良情绪宣泄出来，对于维持男性更年期心理健康是很有好处的。

（3）运动锻炼：尽量不要独处，可根据自己的情况参加一些体育锻炼，做些自己喜欢做的事情，如垂钓、种花养鸟、练书法、写文章等，通过各种活动来调节植物性神经，达到心理愉悦的目的。

（4）学会制怒：由于雄性激素的作用，男性比女性更容易发怒。男性在更年期由于内分泌紊乱，则愈发容易发怒。因此，为了更年期心理乃至生理的健康，男性应该要学会制怒，如随时提醒自己，遇事冷静三分钟等。

（5）规律生活：事实证明，规律的生活习惯不仅有助于人的身体健康，而且还有助于培养自己的良好心境。如吃饭、睡觉、运动都要讲究规律性和科学性，工作中要注意劳逸结合，防止过度疲劳，早晨不要睡懒觉，尽量早起做一些活动等。这些日常生活中的细节，对于男性更年期心理的健康和稳定都有极大好处。

76问 》 功能失调性子宫出血的护理 》

功能失调性子宫出血，简称"功血"，是一种常见的妇科疾病，是指子宫异常出血，经诊查后未发现有其他全身及生殖器官器质性病变，而是由于神经内分泌系统功能失调所致。表现为月经周期不规律、经量过多、经期延长或不规则出血。怎样才能使尽快恢复健康呢？

（1）宜清淡饮食：宜多食富含维生素C的新鲜瓜果、蔬菜。经期禁忌寒凉、辛辣刺激的食物。

（2）观察并记录患者的生命体征、出血量。贫血严重者，须卧床休息，遵医嘱做好配血、输血、止血措施。

（3）协助患者做好各种检查，如诊断性刮宫、子宫镜检查等。

（4）保持会阴清洁，必要时遵医嘱应用抗生素预防感染。

（5）遵医嘱使用性激素：按时按量使用性激素，不要随意停服和漏服。药物减量必须按规定在止血后才能开始，每3天减量1次，每次减量不得超过原剂量的三分之一，并维持剂量。

（6）做好心理护理，消除紧张焦虑的情绪。

（7）保持良好的生活习惯。要学会自我节制，不要通宵达旦上网和娱乐，生活无规律、过度劳累会导致内分泌紊乱。

（8）注意情绪稳定。应该学会避免过度紧张与精神刺激。情绪波动或精神刺激会引起功能失调性子宫出血，所以要学会释放不良情绪，保持相对稳定的精神心理状态，避免情绪上大起大落。

（9）保证营养。加强膳食调节，多食富含蛋白质、铁与维生素的食物，因为合理膳食既有利于改善机体代谢，增强体质，又有利于增强血红蛋白含量，减轻贫血程度，对预防功能失调性子宫出血有很好的效果。

（10）注意身体健康。时刻注意随着天气变化加减衣服、被褥，避免过冷过热引起机体内分泌紊乱而引起功能失调性子宫出血症状加重。

第十四章 /眼科疾病护理

/Yanke Jibing Huli

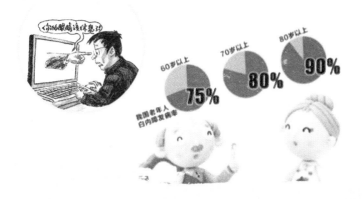

77问》 老年白内障的症状、治疗及护理 》

老年白内障是晶状体老化所引起的视力降低。早期白内障引起视力障碍与混浊。白内障早期无明显不适，有的人感觉眼易疲劳或有视物变形、眩光、单眼复视、单眼多视等现象。治疗方面，目前尚无特效药物，仍以成熟期手术摘除为主，对早期或暂时不适于手术的病人可试行一些方法延缓其发展。手术治疗以成熟期进行为最理想，可做白内障囊内或囊外摘除术、白内障针拨术或针拨套出术。在某些病例中白内障手术摘除的同时植入人工晶体，获得了较好的矫正视力，改善和提高了老年人的生活质量。

78问 青光眼的治疗与护理 》

青光眼是以眼内压增高为主要表现的眼病。常见的有慢性青光眼和急性闭角性青光眼。慢性单纯性青光眼早期没有任何症状，进展缓慢，不充血，眼压中等增高，进展到一定程度时可有轻度眼胀，视力疲劳和头痛，视野逐渐缩小，行动不便或出现夜盲症状，甚至失明。治疗原则上以药物为主，药物不能控制者再考虑手术。急性闭角性青光眼是由于瞳孔被阻塞引起房角闭塞。症状是起病急，眼压急剧升高，伴有剧烈头痛、恶心、呕吐等症状。有可能会被误认为是神经科或内科疾病，故要及时到医院确诊，以免延误病情。急性闭角性青光眼的治疗应尽早解除瞳孔阻塞，使房角重新开放。一般以手术治疗为主。

79问 视网膜脱落的症状、治疗及护理 》

视网膜脱落是指视网膜本身的色素上皮层与视网膜神经上皮之间的分离。分为原发性视网膜脱离和继发性视网膜脱落两种。原发性多见于高度近视的老年人。症状最先感到眼前出现冒火花和闪光现象，闭眼或有出现。随后，出现黑影飘动及被遮挡的暗区，范围随病情的发展而逐渐扩大，出现视物变形及视力下降。治疗应及时住院手术。高度近视及视网膜脱落术后病人应避免抬举重物，防止头部或眼部动作过猛，及防止由于排便用力等引发视网膜脱落。继发性视网膜脱落是由于外伤、脉络膜炎症或肿瘤、眼底出血、增殖性视网膜炎、妊娠、中毒症视网膜病变等引起的。治疗措施主要针对病因选择保守治疗或手术。

第十五章 /Er Bi Hou Ji Kouqiang Jibing Huli
耳、鼻、喉及口腔疾病护理

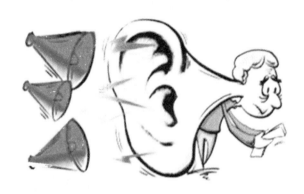

 外耳道炎的症状、治疗和护理 》

外耳道炎是由于细菌感染引起的外耳道软骨骨部皮肤的炎症。急性外耳道炎的主要症状是耳痛，拉耳廓和压耳屏时耳痛加重，有时仅有耳部不适感或发痒感，可有少量分泌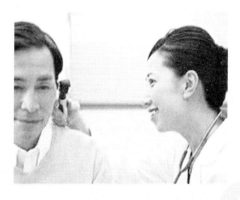物。久病者可有外耳道狭窄，听力减退现象，老年人和糖尿病病人可患坏死性外耳道炎，多由绿脓杆菌引起，症状重者可引起骨髓炎和颅内感染，所以应及时到医院专科就医。

81问》 老年人患中耳炎有哪些症状，怎样治疗？ 》

中耳炎分为急性化脓性中耳炎、分泌性中耳炎、慢性中耳炎、卡他性中耳炎、急性中耳炎。

（1）急性化脓性中耳炎，是指老年病人细菌引起中耳的急性化脓感染，常见的致病菌为溶血性气链球菌、葡萄球菌等。耳痛为本病的早期症状，疼痛可放射至同侧头部、耳部。脓液增多时可引起鼓膜穿孔，脓液引流后耳痛消失，有时出现全身症状，如发热、全身不适等。病人感到听力减退。治疗可用抗生素，口服止痛药，耳部可作物理治疗，如红外线照射。若耳痛剧烈，鼓膜外凸，要到医院手术切开鼓膜。若鼓膜已穿孔时，要清除脓液，滴消炎溶液。

（2）慢性分泌性中耳炎，是指老年病人患急性化脓性中耳炎6~8周后若鼓膜穿孔未愈合，仍继续流脓液，即成为慢性化脓性中耳炎。根据病变性质分为单纯型、骨疡型和胆脂瘤型。治疗原则是控制感染，去除病因和提高听力。分泌物多时，用3%过氧化氢水清洗后，滴0.5%复方新霉素滴耳液以控制感染。去除病因主要是处理鼻和咽部病灶。对骨疡型和胆脂瘤型或药物治疗无效病例，应施行乳突手术。

（3）卡他性中耳炎，是老年人由于咽鼓管急性阻塞所引起的。常见的原因为感冒，因感冒时咽鼓管黏膜肿胀而引起阻塞。主要症状是听力减退和耳阻塞感，在擤鼻涕、打喷嚏时有所改变，自声增强，伴耳鸣和耳痛等。治疗措施：如为感冒引起，则应消除鼻及鼻咽部炎症，恢复咽鼓管通畅，可用1%麻黄碱滴鼻，口服地塞米松。鼻咽部炎症消退后，行咽鼓管通气等。

（4）慢性中耳炎，老年病人多次急性卡他性中耳炎发作后引起的咽鼓管肿胀、增厚或粘连可致本病。症状为耳鸣及听力减退，多无耳痛。治疗：吹涨咽鼓管，去除致病因，防止中耳粘连，严重者需佩戴助听器。

82问 老年性耳聋的症状和治疗

老年期，器官进入老化过程，听觉功能减退，出现对称性的感音神经性聋。症状是耳聋为渐进性的，听力损失超过50分贝伴有耳鸣，言语辨别能力差，由于耳蜗病变而有重振现象，故怕高声吵闹。听说话时，尤其是听语速过快时的谈话会感觉困难，听觉极易疲劳。治疗：可用改善神经营养和微循环的药物，如ATP、维生素B、烟酸、六味地黄丸等。也可用针刺疗法。同时治疗如动脉硬化、糖尿病等代谢病。可佩戴助听器改善听力。由于老年聋的听阀与最高舒适阀之间的距离小，加之大脑功能衰退，所以效果一般。

83问》 耳鸣的症状及治疗 》

耳鸣为病人耳内有鸣声而周围环境中并无相应的声源存在。也就是说，耳听到声音者为真正的耳鸣，感到头内有声音者为脑鸣。各种耳病均可引起耳鸣，如耵聍栓塞、中耳炎、耳硬化症、梅尼埃尔氏病及听神经瘤等。高血压、贫血、肾病、神经官能症、动脉瘤都可引起耳鸣。症状可分为主观性与客观性耳鸣，前者为非振动性耳鸣，仅病人自觉耳鸣，后者多为高频。

治疗：多数病人日久能习以为常，不觉痛苦。严重者妨碍生活和工作这时应用血管扩张剂，改善耳蜗的血液供给，消除或减轻耳鸣，可用复方丹参口服或静脉注射。也可用助听器或耳鸣掩蔽器产生噪音，掩蔽耳鸣。

84问》 慢性鼻炎的分类、症状和治疗 》

慢性鼻炎分为慢性单纯性鼻炎、慢性肥厚性鼻炎和慢性萎缩性鼻炎。

慢性单纯性鼻炎是由急性鼻炎反复发作引，病因有不良生活环境、鼻中隔偏曲、鼻腔及邻近炎症病灶刺激、全身慢性代谢性疾病等。症状为间歇性交潜性鼻阻。可用1%麻黄素滴鼻等治疗。慢性肥厚性鼻炎的病因与单纯性鼻炎相同。症状为鼻阻重，常为持续性、嗅觉减退，鼻黏膜肥厚，用1%麻黄素收缩欠佳。治疗肥厚严重者可用电灼、冷冻方法及行部分鼻甲切除术。慢性萎缩性鼻炎是一种退行性病变，由于鼻黏膜、骨膜和鼻甲骨质萎缩、鼻黏膜纤毛运输功能消失。症状为鼻塞、干燥、嗅觉减退、头痛、咽干。体征为鼻黏膜充血，鼻腔有干痂及脓液，下鼻甲缩小，鼻腔宽大等。治疗以改善全身情况，温盐水冲洗鼻腔，复方薄荷油滴鼻为主。重者可考虑手术治疗。

85问 老年鼻窦炎的症状及治疗 》

鼻窦炎分为急性鼻窦炎和慢性鼻窦炎两种。感冒是急性鼻窦炎最常见的病因。症状为全身发热，不适。鼻塞、流脓涕、嗅觉减退、头痛、局部疼痛和局部压痛等。治疗可用抗生素控制感染，用1%麻黄素滴鼻利于鼻窦引流，局部可做物理治疗。窦内脓多者可做上颌窦穿刺冲洗或引流。慢性鼻窦炎多因急性鼻窦炎未能根治而转为慢性。牙齿感染、鼻息肉、鼻中隔偏曲等妨碍鼻窦引流，易诱发慢性鼻窦炎。症状为长期鼻塞，流脓涕、嗅觉减退及头痛等。治疗时可做鼻窦引流手术或根治手术。

86问 老年咽喉炎的防治及护理 》

急性咽炎为咽部黏膜与黏膜下组织的炎症，细菌和病毒都可引起，老年人体质虚弱、营养不良、刺激性食物等也易诱发本病。症状有咽干、疼痛、有异物感等。可有发

热、头痛、口渴、全身
不适和四肢酸痛等症
状。症状重者可用抗生
素等。护理时应让患者
多休息、多饮水、保持
大便通畅、少食刺激性
食物等。

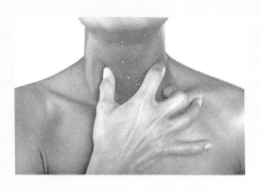

慢性咽炎为咽部黏膜、黏膜下及淋巴组织弥漫性炎症，有咽部不适、有灼热感、干燥发痒及异物感，有微痛，分泌物增多，常发出"吭""咯"声，想把分泌物排出。可到专科就医，平时注意饮食，不宜食用刺激食物，防止感冒等上呼吸道疾病的发生。

急性喉炎常为急性呼吸道感染的一部分，是病毒性上呼吸道炎症的自限性疾病。初期表现为畏寒低热、全身不适、喉干痒，继之声嘶、咳嗽，分泌物增多。病人应少语或噤声3天，应用抗生素和超声雾化吸入等。护理上应禁烟、酒及刺激性食物。

慢性喉炎是喉黏膜的慢性非特异性炎症。声嘶是主要症状，开始为间歇性，早起较重，用声易疲劳。如病变继续发展，则声嘶呈持续性。治疗中应除去病因，局部可用物理治疗。护理时应督促病人避免过度用声、适当声休。

第十六章 /Pifubing De Huli/ 皮肤病的护理

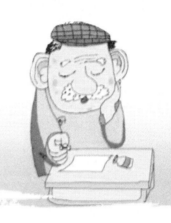

 神经性皮炎的护理 》

神经性皮炎是以阵发性皮肤瘙痒为主的慢性皮肤炎症。病因尚不明确，与神经系统功能障碍有关，病人常伴有神经衰弱、失眠和更年期症状，每遇情绪波动，精神过度紧张，搔抓、摩擦、日光照射、多汗和其他机械性、物理性刺激因素常易促发本病。

（1）情绪调节：避免紧张及心理疏导。

（2）皮炎部位不宜用热水烫洗、忌化学药物刺激、避免不当药物涂抹。

（3）饮食及生活：忌海鲜及有刺激性食物、浓茶、咖啡、酒类及麻辣食物等。不宜穿高领衣服、衣领不宜太硬，以棉织品为好，避免穿毛、绒类衣物。

（4）坚持用药：应遵医嘱，不能自行停药。

88问 皮肤湿疹的护理 》

湿疹是一种常见的过敏性皮肤病，病因尚未明了，过敏源可来自外界的化学药品、化妆品、某些食物及花粉等，内部过敏源如体内病灶，肠寄生虫病等。湿疹病人多具有过敏性体质，当处于过度疲劳、精神紧张等情况下，湿疹易于发生。湿疹又分为急性和慢性两种。

（1）皮肤护理：保持皮肤清洁干爽、勤洗澡、适用温水，避免刺激性洗发水和沐浴露，贴身衣物及床单被褥做好经常换洗、晾晒，选择宽松舒适、柔软透气棉制衣物，避免化纤材质及动物皮毛衣物，维持室内相对湿度，避免空气干燥。

（2）饮食上避免辛辣刺激、油腻生冷食物，以清淡易消化食物为主。多吃富含维生素的新鲜水果蔬菜，比如苹果、西瓜、梨、桃子、红枣、猕猴桃等。多吃一些具有清热利湿作用蔬菜，如冬瓜、苦瓜、白萝卜等。

89问 老年疣的护理 》

老年疣又名脂溢性角化病，是一种良性的皮肤赘生物，很少恶变。防胜于治。选用护肤防皱的面脂或面霜，忌用手指撕或抠，也不能刮、擦，经常的不良刺激有害无益。避免不利因素刺激，皮肤不要暴晒。防止紫外线照射，产生刺激，饮食上可多食富含维生素的水果、蔬菜。

90问》 带状疱疹护理 》

本病由水痘—带状疱疹病毒所致。病毒可长期潜伏于人体内，免疫功能低下时，如在感染、外伤、肿瘤及红斑性狼疮等病重，可导致病毒再活动而诱发本病。多在春秋季发病。中医称为"缠腰火丹"。

休息

保持环境安静，保证充足睡眠、适量活动。

饮食

给予患者高蛋白、高维生素饮食，多饮水、多食蔬菜、水果。忌牛羊肉、酒精、咖啡及辛辣食物。

水疱处理

未溃破时，注意翻身运动中避免水疱破裂。如水疱已破裂，须保持局

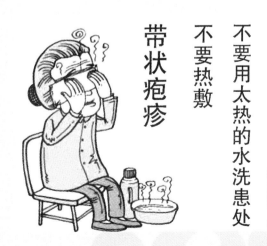

不要用太热的水洗患处

不要热敷

带状疱疹

部干燥清洁，定时用药，预防感染，缓解疼痛。如发生在头面部时，特别是眼部时，要定时睁眼，防止粘连发生，定时滴眼药水。

第十七章 /急重症的护理
Jizhongzheng De Huli

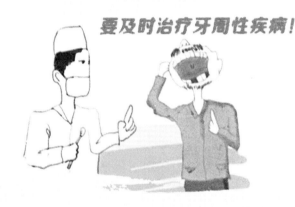

要及时治疗牙周性疾病！

*91*问 》 老年口角炎的症状、治疗及护理 》

口角炎是指口角处发生糜烂及破裂，分为三种。一是维生素B_2缺乏口角炎，双侧为对称性出现糜烂及皲裂，春冬季多见。常同时伴有舌炎和唇炎，有时伴有阴囊炎。二是传染性口角炎，常在口角擦伤的基础上，受白色念珠菌感染，口角湿白糜烂，长久不愈。三是多种原因所致的颌间距离过短，口角过松，会存留液体，而发生的口角糜烂、湿白。

要根据病因进行治疗，可内服大剂量的维生素B_2。应清洁口腔，及时到医院进行专科治疗等。

92问 老年牙周炎的症状、治疗 》

牙周炎又称为"齿槽溢脓"，是进行性牙周组织疾病。可出现牙齿松动、移位、倾斜，最后使牙齿脱落，可侵蚀多颗牙齿，甚至可造成全口无牙。病因复杂，牙龈炎可促发本病。牙周炎病人可无自觉症状。

治疗首先要消除局部刺激，牙周袋内放碘甘油，局部无急性炎症时可做牙龈切除术或龈翻瓣术，对牙槽吸收严重者可拔除病牙。药物治疗包括服用维生素B、C，有急性炎症者需用抗生素。由肾阴虚引起者，可服用六味地黄丸或知柏八味丸，由肾阳虚引起者宜用肾气丸、肾阳虚胃火盛，用文火煎。

93问 煤气中毒的症状、诊断、治疗与护理 》

老年人长期居家，再加之行动不便，记忆力下降等因素，在家使用煤气不慎，可造成煤气中毒，这是生活中最常见的煤气中毒原因。

煤气中毒的症状，轻者有头晕、头痛、乏力、心慌、恶心、呕吐，重者甚至晕厥。重症者皮肤呈现樱桃红色，呼吸心跳加快、昏迷，甚至深昏迷以至死亡。经抢救清醒后，可出现帕金森病、偏瘫、精神异常等脑损害症状。诊断验血测定一氧化碳血红蛋白指标对诊断有肯定的价值。

治疗应迅速将病人移至空气新鲜处，注意保暖，保持呼吸道畅通，呼吸道内有分泌物时需及时吸出。在医院给予吸氧、高压氧治疗效果较好。治疗要促进细胞功能的恢复，可静脉滴注细胞色素C、三磷腺苷。要防止脑水肿出现，可用利尿剂、高渗脱水剂、肾上腺皮质激素滴注预防呼吸道感染等。

预防煤气中毒的关键是正确使用煤气，每次使用结束要及时关闭煤气灶，室内要保持通风，发生煤气中毒后要及时开门窗通风，将患者马上送医院急救。

94问 老年人醉酒的症状、治疗及护理

有些老年人长期饮酒，可能出现醉酒，醉酒是吸入大量酒精而出现的神经异常状态。醉酒的症状轻重与饮酒量及个体耐受性有关。一为兴奋期。感觉头昏、乏力、有欣快感、容易激动、颜面及眼球发红。二为共济失调期。步态不稳、行动笨拙、动作不协调、语言含糊不清、语无伦次。三为昏睡期。沉睡、打鼾、皮肤苍白湿冷、心跳快、呕吐、血压可下降，严重者呈深昏迷，呼吸不规律，甚至因呼吸循环衰竭而死亡。

治疗护理，醉酒一般不需要治疗，绝大多数可自行康复，严重者酌情处理，如刺激咽部予以催吐，治疗呕吐时防止窒息。必要时洗胃，可用1%碳酸氢钠或淡盐水，对兴奋狂躁者可注射小剂量安定。昏迷者可注射安钠咖。对呼

吸受抑制者需要及时给氧，注射呼吸兴奋剂，如山梗菜碱等。极严重者可透析治疗。同时需要注意保暖，防止吸入性肺炎。

平时护理，劝服老年人最好不要饮酒，即使饮酒也要限量，最好喝低度酒，如红酒等。要防止老年人饮酒过度。一旦发生醉酒，要视症状的轻重，采取必要的措施，给予有针对性的处理和治疗。

95问 触电的症状、治疗及护理 》

触电是电流通过身体后引起的损伤。触电后的症状有：轻度感觉麻、头晕、心慌、全身无力、四肢软弱等。重症出现强直性肌肉收缩、昏迷，可有血压下降，脉搏细弱，鸡皮皮肤青紫，四肢冰冷等休克状态，甚至出现短暂

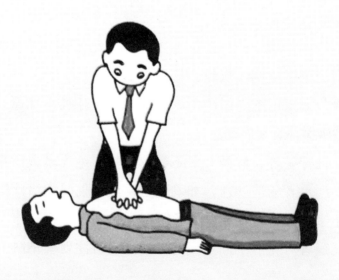

的惊厥，随之心跳呼吸停止而死亡。

对触电患者治疗是立即切断电源，用木棍或皮带等不导电的物体将病人与电源分开（电源未切断之前切勿直接接触病人）。对呼吸停止者立即就地进行人工呼吸，有条件者给予氧气吸入，同时通知医生前来急救。日常护理重点是指导老年人正确用电，家中电器、线路和电器应及时检查维修和更换，防止触电发生。如发生触电状况要沉着冷静地处理，把对人体的伤害减少到最低。

96问 老年人烧伤的症状、治疗及护理

烧伤是由高温、化学物质、电流等直接侵害到人体而引起的急性损伤。

烧伤的症状分为三度

Ⅰ度烧伤为表皮损伤，局部发红、干燥、疼痛、知觉敏感等；浅Ⅱ为真皮浅层烧伤，局部发红、潮湿、有水泡及细血管网、疼痛剧烈，感觉过敏；深Ⅱ度为损伤真皮深层，局部微红或红中透白、湿润、有水泡及小出血点或脉络状血管，痛觉迟钝；Ⅲ度是整层皮肤，乃至肌肉骨骼均受损伤。苍白或焦黄、干燥、无水泡，可见栓塞的皮下静脉，疼痛消失。

治疗

妥善处理创面以防污染。可适当应用止痛剂。应用抗

生素防治感染。对休克者给予输血、补液，纠正酸中毒，保持水及钾、钠、氯等电解质的平衡。

护理

针对老年人感觉迟钝、行动不便的特点，要预防老年人烫伤或烧伤，如已发生烧伤要及时处理，在医生的指导下，做好烧伤老年病人的护理。

97问》 老年人中暑的症状、治疗及护理 》

中暑是在高温长时间作用下所发生的疾病。

中暑症状

（1）先兆中暑，先驱症状有全身疲乏无力、头昏头痛、心慌、胸闷、出汗、口渴恶心等症状。通常将患者马上移至阴凉处休息，饮清凉饮料后，症状可消失。

（2）轻度中暑，有先兆中暑症状，并有体温升高至38℃以上，面色潮红或面色苍白、恶心、呕吐、皮肤

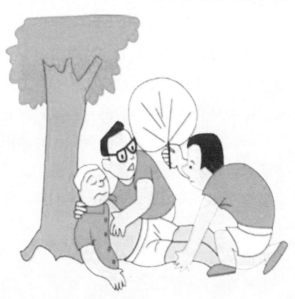

湿冷、血压下降等。

（3）重症中暑分为四型

循环衰竭型。面色苍白、四肢湿冷、血压降低、脉搏细弱快、神志恍惚不清等循环衰竭的表现。

高热昏迷型。体温高达39℃以上、烦躁不安、皮肤干燥无汗、思睡或昏迷、脉搏细而快、瞳孔缩小。如不及早抢救，可能在数小时内死亡。

热痉挛。由于出汗过多，体内失去大量盐分，剧烈头痛、头晕、耳鸣、眼花、烦躁不安、恶心、呕吐，严重时会出现惊厥、昏迷等。

日射病。由于暴晒头部，引起脑膜及脑组织充血，剧烈头痛、头晕、耳鸣、眼花、烦躁不安、恶心、呕吐、严重时会出现惊厥昏迷等。

治疗

先兆中暑及轻度中暑者，应将病人立即移至阴凉处静卧休息，饮清凉饮料，对体温升高者，用冷水毛巾擦身、敷头部等。对重症中暑者应紧急抢救，包括物理降温、药物降温，给予吸氧，保持水分及血中钾、钠、氯等电解质的平衡等。

中暑老年人应食用营养丰富且易消化的食物，注意翻身擦背预防褥疮；昏迷病人需加强口腔护理，预防肺部感染。

*98*问》 老年人食物中毒的症状、治疗及护理 》

老年人食物中毒的情况时有发生。按病毒种类食物中毒有以下分类。

沙门氏菌食物中毒

进食不洁食物后可突然起病，先有短期恶心、呕吐，随即轻度畏寒发热，腹部腹泻，大便为水样便，可含少量黏液或脓血。治疗轻、中型可口服糖盐水。重症者需静脉输液。对年老体弱者需积极处理。

变形杆菌食物中毒

此类食品中以鱼、蟹类染菌最高。症状分胃肠型及过敏型。胃肠型潜伏期3~10小时，表现为发热、恶心、呕吐、腹痛、腹泻。多为水样便，有恶臭，少数病人便中可带黏液，每日数次至10余次。过敏型潜伏期30分钟至两小时，主要表现为头痛、皮肤潮红、荨麻疹等。治疗：胃肠型可给补液，解痉镇痛剂，过敏型可给抗过敏药等。

嗜盐杆菌食物中毒

海产品或腌渍品染菌率高。进食后6~10小时发病，患者畏寒、发热、恶心、呕吐、阵发性腹痛、腹泻每时3~4次至20余次不等，为水样便或粘状便，少数呈血水样便或洗肉水样便，个别为脓血样便。吐泻重者可能脱水并出现四肢湿冷，脉快而细弱，血压降低等休克现象。治疗：腹痛给以解痉镇痛剂，血压低者必要时给升压药等。

肉毒中毒、脂肠、火腿、罐头或瓶装食品被肉毒杆菌污染后在缺氧情况下大量繁殖，产生外毒素，人食后发生中毒。

中毒后的主要表现为神经系统症状，如头痛、头晕、疲乏，全身软弱无力，随后出现眼睑下垂、瞳孔散大、斜视、眼肌麻痹。严重者有呼吸困难、言语、吞咽咀嚼困难等。治疗：疑为本病时，应立即送医洗胃并灌肠，吞咽有困难者用鼻饲，呼吸有困难者给予吸氧，必要时给予人工呼吸等。

葡萄球菌食物中毒

病菌是金色葡萄球菌，常在人体的皮肤、指甲下，皮肤化脓性病灶及鼻咽部等。

乳类、乳制品、鱼、肉、蛋类及淀粉类（如剩饭、粥、面等）被污染后，在常温20℃~22℃放置5小时以上，即可大量繁殖并产生肠毒素，人食后发生中毒。起病急、恶心、呕吐、腹痛、腹泻。吐泻严重者可导致脉搏细弱、皮肤干皱、口渴、少尿等脱水状态，一般1~2天内恢复。

食物中毒的护理，首先是要防止老年人食用过期和被污染不洁的食物。如发生食物中毒的症状，如腹痛、腹泻、恶心、呕吐等症状后，要及时就医。经治疗后要悉心对老年人生活进行护理，使老年人逐步康复。

99 问 >> 老年人破伤风的症状、治疗及护理 >>

破伤风是由破伤风杆菌引起的急性感染性疾病，该菌主要存在于土壤及污泥中，可产生极强的外毒素，人体受各种大小创伤均可受到感染。

症状

潜伏期1~2周，短者可1~2天，长者可达两月余。前驱症状可有全身不适、头痛、乏力、咀嚼不便，继之出现肌肉强直及阵发性痉挛，表现为张口困难、吞咽困难、牙关紧闭。痉挛发作1日数次或多次不等，常因外界刺激引起发作剧烈痉挛，时常伴有全身抽搐、呼吸困难。

治疗

注射破伤风抗毒血清，给予镇静剂及肌肉松弛剂，局部用高锰酸钾或过氧化氢水冲洗伤口。有感染时用抗生素或磺胺药物。高压氧治疗有一定疗效。

护理

主要是避免老年人发生创伤，发生创伤后要及时到医院就医，回家后主要维持温暖、宁静的休养环境，避免受到各种刺激，并按医嘱及时服药。

100 问 >> 老年人心脏骤停的处理及护理 >>

心脏骤停是由于某种严重的原因，使心脏突然停跳，如不及时抢救，会造成心脏等重要器官产生不可逆转的损

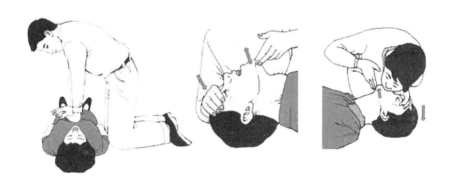

伤而死亡。各种心脏病、急性心肌梗死患者心脏骤停最多见。另外药物中毒或过敏、触电或雷击、淹溺、手术意外、电解质及酸碱平衡失调（如严重的高血钾、严重的低血钾、严重的高钙、严重的高血镁等）均可导致心脏骤停。

心脏骤停的症状有面色苍白、摸不到脉搏、测不到血压、全身抽搐、呼吸断续、心脏会随时停止跳动、昏迷、瞳孔散大等，这些症状出现说明情况非常危急，需要就地处理紧急抢救：

（1）马上拨打急救电话120；

（2）立即做心肺复苏，步骤如下：

① 胸外按压：按压部位在胸骨下1／2处（胸部正中乳头水平连线），按压深度在胸骨下陷5~6cm，按压频率100~120次/分钟为宜，连续按压30次。

②　开放气道：清理呼吸道，用仰头举颌法、托颌法打开气道，使患者头后仰角度90度。

③　人工呼吸：施救者用嘴包患者的嘴、捏鼻翼吹1~2秒；然后口离开，松患者鼻翼、等1~2秒，共吹两口气。

④　按压通气比：30：2为一个循环，连续做5个循环后，观察呼吸及脉搏，如呼吸脉搏没有恢复，继续进行心肺复苏。

∾ 后记 ∾

本书为四川省成都市金牛区科学技术协会科普示范项目立项课题。

我国已于2000年进入老年社会，面对老龄化社会快速到来，养老成为公众关注的焦点问题，老年群体日益壮大，所面临的社会和健康问题也越来越多。我国的养老的模式有社会养老、居家养老、医养结合等，但居家养老仍是目前我国养老的主要方式。

由于随着年龄的增长，人体各器官逐渐老化，出现功能退化，抵抗力减弱等一系列疾病和健康问题，需要科学的护理。对于居家养老的老年人及其子女、保姆来说，了解掌握一些常用的基本家庭护理知识和技能是非常必要和有益的。我们编写这本科普书的目的就是要让大家对老年人家庭护理的基本知识有一个初步的认识。

本书分老年人的生活护理、心理护理和各系统疾病的护理、急症护理等共十八章，以100问的形式对老年人家庭护理的常识给予解答，力求较为全面而又简洁地覆盖家庭护理所涉及的所有问题。在编写过程中我们突出护理，但又阐述疾病的发生的病因、症状及治疗常识，让读者获取更多的信息。本书还用适当的插图，力求图文并茂，增加视觉效果，便于读者更好地理解文字内容。

　　本项目得到了成都市金牛区卫生和计划生育局的大力支持，局党工委书记、局长邓开龙同志为本书作序，在此表示衷心的感谢！

　　本书在编写的过程中，借鉴和参考了有关著作、科普文献资料和学术论文，在此谨向原作者致以诚挚的谢意！

　　由于编者水平有限，出现不妥之处，敬请广大读者谅解并给予指正，以期完善。

　　我们真诚希望本书能给所有读者，在老年人家庭护理过程中带来一定的帮助。愿老年朋友们能平安、健康、幸福地度过晚年。

邱　波

2017年6月